穴療

摩

X

刮痧

小病自己來！

編審 陳品洋 醫學博士

取穴全圖解

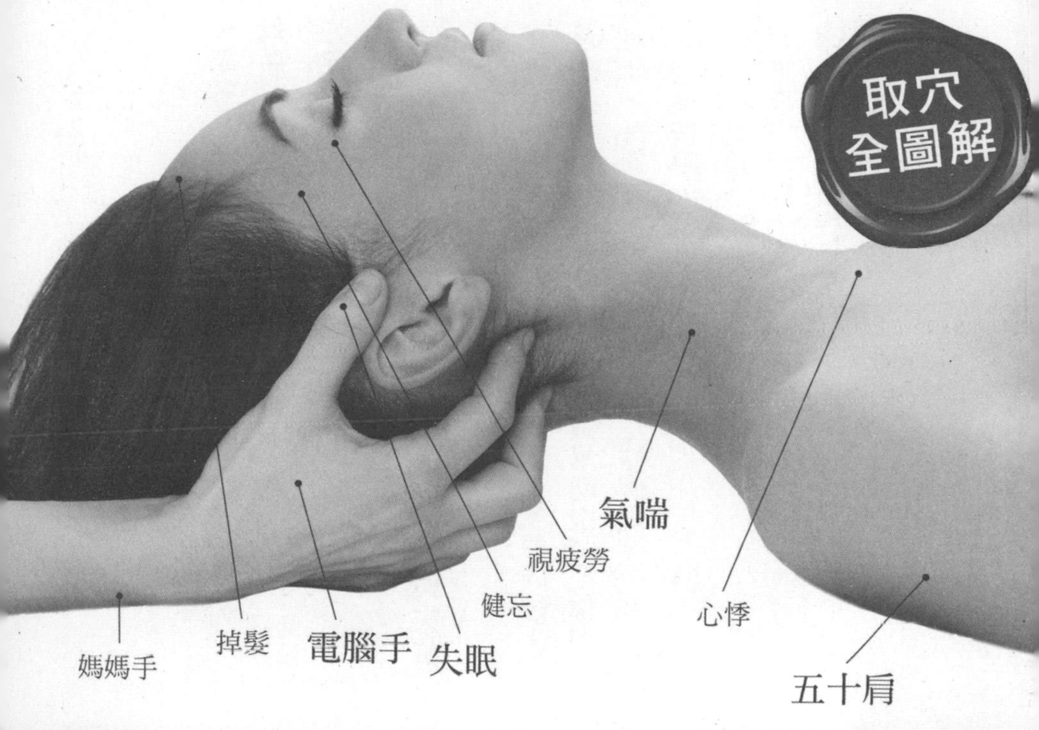
氣喘
視疲勞
健忘
心悸
媽媽手
掉髮
電腦手
失眠
五十肩

對穴自療，調理百病

穴道與經絡懶人包，鬆開你身體的糾結

58種常見症頭 X 圖解按壓自己搞定 X 經絡疏通免吃藥

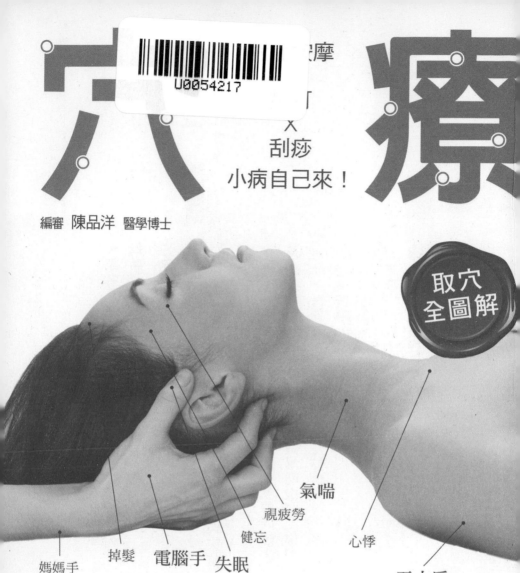

PART 1 頭部穴療

甩開困擾日常的頭暈、頭痛、耳鳴、鼻炎、眼疾、健忘與失眠……

目錄

PART 2 上半身穴療

日日疏通排毒，緩解頸椎病、五十肩、氣喘、心悸、肩背痛等疾患

PART 3 下半身穴療

擊退文明病，改善胃痛、腰痠、便祕、經痛、陽痿、坐骨神經痛等毛病

目錄

PART 4 手足與其他穴療

疏通自癒，消除手肘痛、足跟痛、肥胖、水腫、三高、貧血等病症

PART 5 對穴自療

完整經絡與穴道懶人包，對症調理百病！

專家名人推薦語

《穴療：對症按摩 x 拍打 x 刮痧，小病自己來！》是一本難得的好書！

現代人因為工作壓力造成緊張，應酬、加班、不正常的生活習慣，或缺乏適度的運動，加上食物、空氣和水的污染，飲食中有許多外來添加物、防腐劑、著色劑、調味劑等，這些都會造成身體的傷害，產生諸多症狀，甚至慢性疾病。

中醫治療是根據人體經絡的走向，五臟六腑的互相調節，使用天然藥草或是經絡療法來促進身體的健康。《穴療》正是一本透過穴道按摩、拍打或刮痧，來達成類似針灸或吃藥的效果，內容輕鬆易讀，人人都可以學會，平日可以簡單按壓某些穴道，啟動身體的自癒能力，提升免疫系統，用以抵抗疾病的侵擾。

千萬不要輕看唾手可得的寶貝，這些老祖宗所流傳下來的千年智慧結晶、經驗法則，希望大家能夠好好地學習，持之以恆地守護我們最為寶貴的健康！

——常春藤中醫診所院長

陳泰瑾 中醫師

見一般了。

「經絡學說」在中醫診治的重要性，從被廣泛地用以指導臨床各科的治療環節，就可

針灸與按摩療法，主要是根據某一經絡或某一臟腑的病變，在病變的鄰近部位或經絡循行的部位上取穴，通過針灸或按摩刺激，以調整經絡氣血的功能活動，從而達到紓緩症狀和治療疾病的目的。

《穴療：對症按摩 x 拍打 x 刮痧，小病自己來！》口語化且清楚描述生活中的自覺症狀，並明確而精準地用圖示指導穴位的選取，以及穴道指壓的簡易操作方式，實在是值得有興趣經絡穴道保健的同好，和深受亞健康問題所苦的朋友們，都應該收藏的一本書。

——廣州中醫藥大學博士、廣州中醫藥大學校友會秘書長

楊筆強 中醫博士

穴位是經脈的樞紐，每一個穴位都有其對應人體健康的功能，《穴療：對症按摩 x 拍打 x 刮痧，小病自己來！》給大家一份「穴療地圖」，可以按圖索驥，相當方便又實用！

——世界衛生組織無國界中醫暨傳統與補充醫學聯盟副秘書長

蔡志一 中醫師

總序

疏通瘀堵，鬆開身體的糾結

陳品洋 醫學博士

鬆開身體的糾結，是養生最重要的課題。生老病死過程的快慢，取決於「身體」這台精緻機器，在日常生活使用受阻塞的嚴重程度，就像車子一般，保養是為了駕駛「順暢」，若是未能好好養護，將因氧化、老化而產生阻塞物質，造成身體的病痛，進而死亡。

經絡，氣血雙向轉換，類收音機帶訊息的磁電系統

人身自成一個小宇宙，對應於自然宇宙是造物者的精密設計，至今科學知識都未能完全破解。自千百年以來，經絡穴道就讓人難以窺探其中的奧妙，在東方醫學是行氣血濡養五臟六腑、百骸髮膚最重要的高層次動力系統，與西方醫學各領山頭，依循臨床治療實證的結果，更是不容置疑，只是目前的科學知識尚未能解釋清楚而已。

依個人粗淺的理解是，人體運作是一雙向二元微電力控制動力系統，像油電汽車概念一樣。當進食有形食物分解微細之後，經過細胞檸檬酸循環，擷取食物中的氫能源，產生生物電池電力，供應身體運作。

另一種獲取電力的方式，藉由大自然無形空氣、光能、各式能量，像是植物由光合作用擷取能量轉換成電力（斷食、食氣者早已證明人類可做得到）。有電就有磁，經絡穴道系統也是類似原理，讓氣血雙向轉換的磁電系統：微磁⟨—⟩微電⟨—⟩經過放大成骨骼肌肉神經動力電。以此原理的例子，就像大樓揚水機電設備，經過控制盤蒐集水位訊息微電，進而轉換啟動大電流馬達，將水打至屋頂水池。另外，磁能發電設備也早已運用於生活。

鬆開內外糾結，改善人體氣塞

「通則不痛，痛則不通」是大家耳熟能詳的養生道理。關於造成身體阻塞，產生糾結的原因，具有內外因素，舉凡六淫外邪的風、寒、暑、濕、燥、火氣，以及五穀魚肉的食物之氣；內在的喜、怒、憂、思、悲情緒之氣，還有筋骨結構受損、錯位、壓迫，均會造成身體氣血運行不通暢。

在日常生活中，你可知道大樓揚水馬達常在洗水塔後，致使空氣跑進管內，竟可讓大馬力的馬達因「氣塞」而無法打水至屋頂，而要將馬達上的排氣閥打開，放出空氣後，才能恢復正常運轉呢！

人體發生小氣塞，將使新陳代謝效率變差，自己卻經常毫無警覺，當我們開始感到痠、麻、脹、痛等不舒服的症狀時，就是身體發出了警告。假使再繼續惡化下去，恐怕將會出現更大的問題。因此，在鬆開身體的糾結上，首重筋骨脊椎結構上的保養與維持，日常中養成良好且挺直的坐、立、行走等姿勢，從根源上讓筋骨保有彈性是最理想的狀態，如同高速公路幹道需要維持通暢，行駛才能無礙。

對症按摩 x 拍打 x 刮痧，疏通引流不生病！

西方解剖學已有詳細人體地圖，呈現出有形的骨骼肌肉神經，經絡穴道則是人體另一條無形高速公路，在痠、麻、脹、痛等不舒服階段，運用按摩、拍打、刮痧等方式，排除「骨骼肌肉神經」有形的阻塞因素，疏通無形的阻塞因素，則是人體常用的自救方法，進一步則需靠專業中醫師的針灸治療。

有形的骨骼肌肉神經，就像是人體內的高速公路，無形的經絡穴道，在東方中醫千百年來，實證臨床也摸索並理出重要的經絡循行路線，但仍有許多經外奇穴、不知名穴位，仍待探索研究，透過按摩、拍打、刮痧、針灸等，確實可讓經絡微磁力場產生機轉，進而疏通阻塞、糾結，而改善氣血運行。

根據前人多年臨床實證有效經驗，《穴療：對症按摩 x 拍打 x 刮痧，小病自己來！》結合中醫經絡、穴道的自療處方籤，簡易區分頭部、上半身、下半身、手足與其他部位，並且搭配圖示，提供讀者方便可依循的簡易操作——對穴按摩，對位疏通，對症排毒，作為家用保健便利書，為日常帶來健康和平安的期待。

聲明

關於本書彙整的按摩、拍打、刮痧等方式，僅供讀者平日養生參考使用。由於每個人體質和狀況皆不同，在執行「穴療」的過程中，請隨時留意身體反應，避免施力過猛或時間太長。

此外，若身體已有明顯病兆，應積極尋求相關科別的醫師諮詢，才能對症而解，同時建議於日常中同步進行飲食調理，改善生活習慣，達到「上醫治未病」預防為先，常保健康的期待。

*關於本書取穴位置，長度單位換算如下：

一寸＝三．三三公分（cm）＝十分

一分＝三公釐（mm）

PART 1

頭部穴療

甩開困擾日常的頭暈、頭痛、耳鳴、鼻炎、眼疾、健忘與失眠……

「通則不痛，痛則不通！」當頭頸部的經脈堵住了，自然就會感到頭暈、頭痛、疲勞、注意力無法集中等問題。

依中醫經絡穴位理論，採以按壓、按摩、指揉、點按等方式來放鬆筋脈，紓緩鬱結，或是以工具刮痧、拍打來疏通瘀堵，進而對應頭部作用，幫助減緩頭痛、眼疾、耳鳴、鼻炎、掉髮、健忘、失眠等症狀。

作用部位：頭頸部　對應症狀：頭暈、頭痛、偏頭痛、目眩、頭頸僵硬

01

改善頭暈、頭痛、偏頭痛等困擾！

「我的頭好痛！」頭痛大致分為原發性（primary）與次發性（secondary），前者因腦神經較為敏感所致，佔所有頭痛問題的九成，包含偏頭痛、緊張性頭痛、叢發性頭痛，大多是因為生活緊張、壓力所造成；後者則是因頭頸部相關疾病導致，像是腦膜炎、顱內出血、動脈瘤等病症。

平日可透過以下五個穴道──**前頂穴**、**百會穴**、**印堂穴**、**合谷穴**、**後頭點**，採以按壓、按摩、指揉、點按等方式來放鬆筋脈，紓緩鬱結，或是以工具刮痧、拍打來疏通瘀堵，進而對應頭部作用，幫助減緩頭暈、頭痛、目眩、頭頸僵硬等問題。

穴中要點

頭部
前頂穴、百會穴、印堂穴
手部
合谷穴、後頭點

穴療時程

穴道擇其二三，按壓五秒、十次為一個循環，並依情況增減

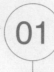

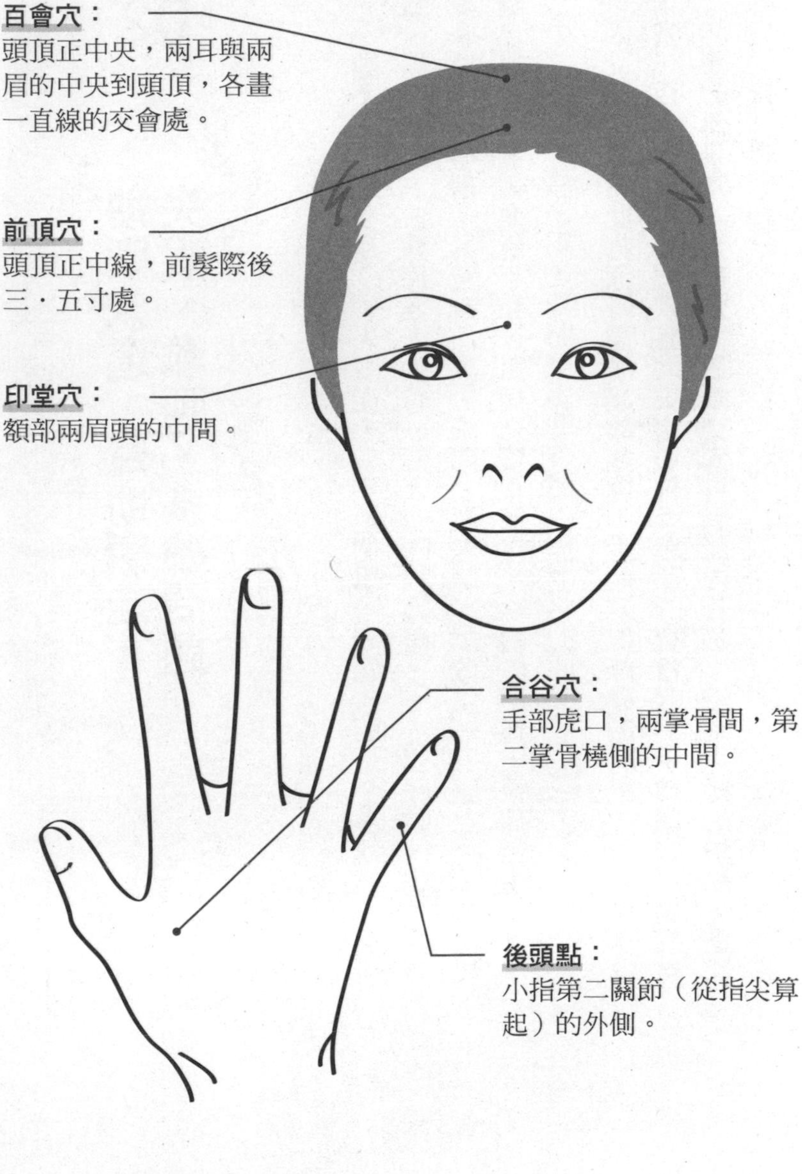
百會穴：
頭頂正中央，兩耳與兩眉的中央到頭頂，各畫一直線的交會處。
前頂穴：
頭頂正中線，前髮際後三·五寸處。
印堂穴：
額部兩眉頭的中間。
合谷穴：
手部虎口，兩掌骨間，第二掌骨橈側的中間。
後頭點：
小指第二關節（從指尖算起）的外側。

作用部位：頭頸部　**對應症狀：**失眠、易夢、驚癇

02 助眠穴道，幫助驅走失眠、難睡、多夢問題！

「睡不著，怎麼辦？」失眠從來就不是個單一問題，而是全身性的毛病所引致。根據統計，台灣每五人就有一個人有睡眠障礙，「一夜好眠」成了許多人夢寐以求的事情。《黃帝內經．素問．調經論》記載：「五臟之道，皆出於經隧，以行血氣，血氣不和，百病乃變化而生。」經脈不通，百病叢生！許多日常中的小病小痛，正是身體發出的警訊，提醒我們該好好注意了。

因此，若能藉此打通身體瘀堵的開關，進而安撫躁動的陽氣，像是頭部的**後頂穴**、**百會穴**、**耳神門穴**有助安定心神；手部的**合谷穴**、**手神門穴**可調暢氣血；腿部的**湧泉穴**、**太衝穴**、**三陰交穴**可調節內分泌、安定焦躁的情緒，進而幫助自己找回睡眠的頻率。

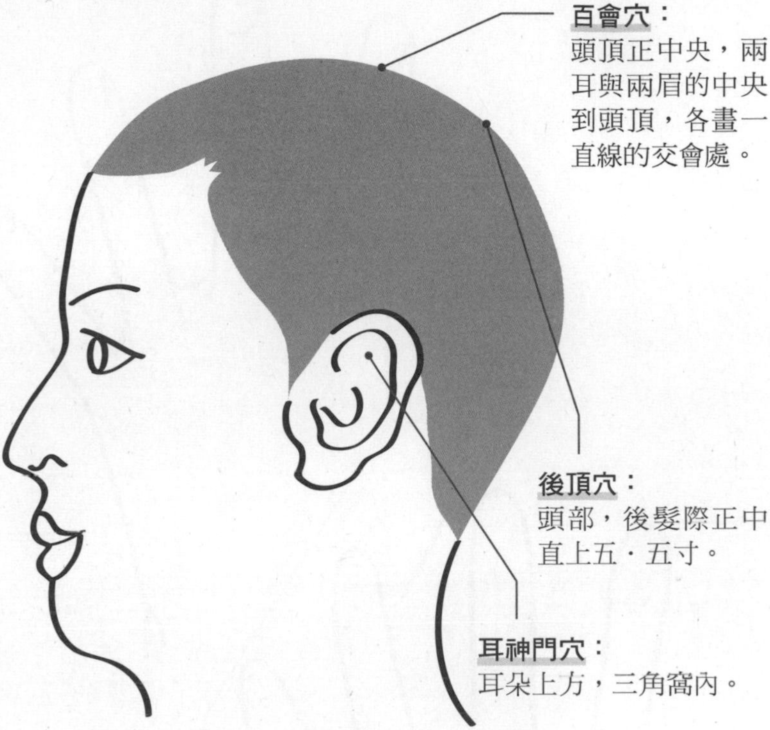
百會穴：
頭頂正中央，兩耳與兩眉的中央到頭頂，各畫一直線的交會處。
後頂穴：
頭部，後髮際正中直上五·五寸。
耳神門穴：
耳朵上方，三角窩內。

穴中要點

頭部
後頂穴、百會穴、耳神門穴
手部
合谷穴、手神門穴
腿部
太衝穴、三陰交穴、湧泉穴

穴療時程

穴道擇其二三，按壓五秒、十次為一個循環，並依情況增減

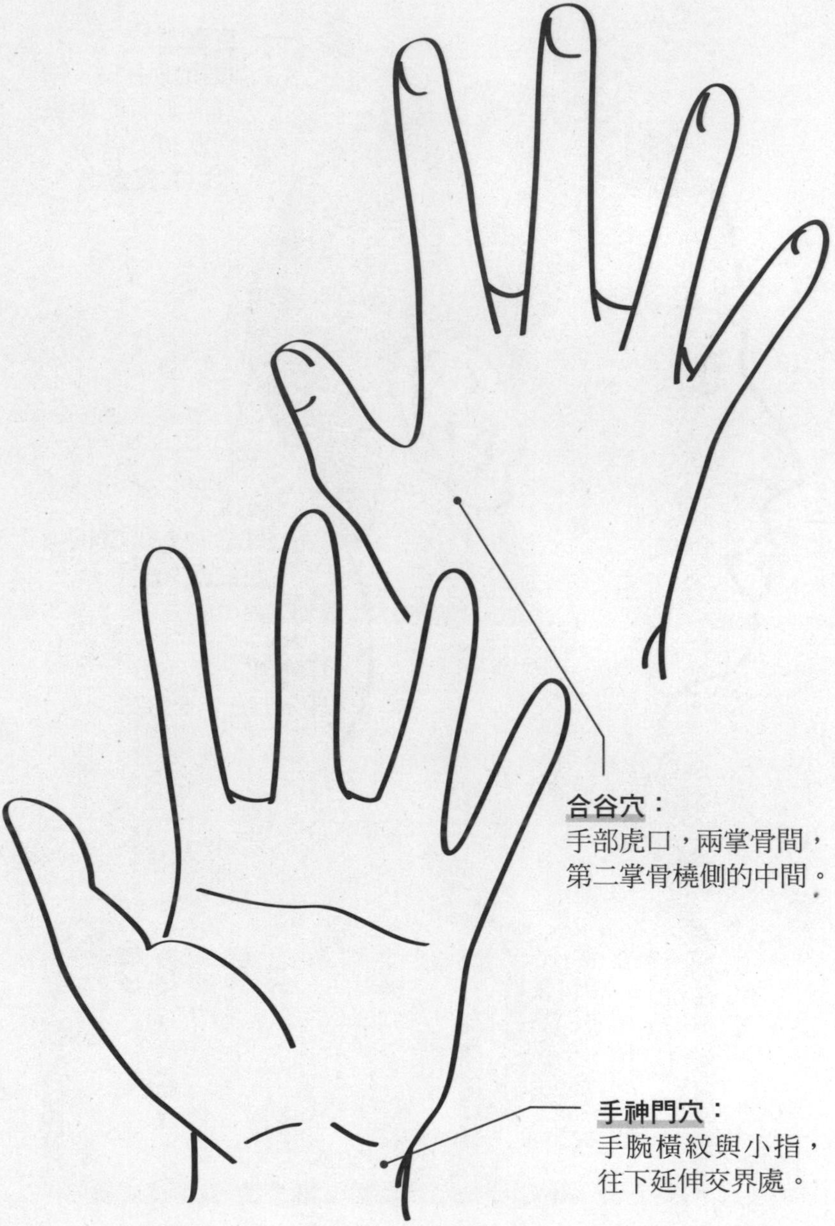

合谷穴：
手部虎口，兩掌骨間，
第二掌骨橈側的中間。

手神門穴：
手腕橫紋與小指，
往下延伸交界處。

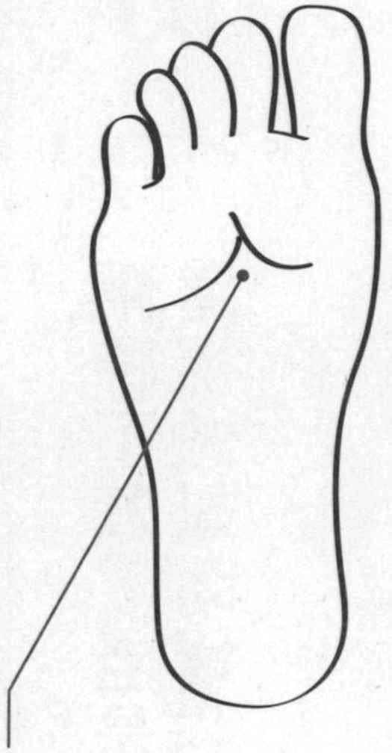

湧泉穴：
腳底板人字狀紋路的交叉點。

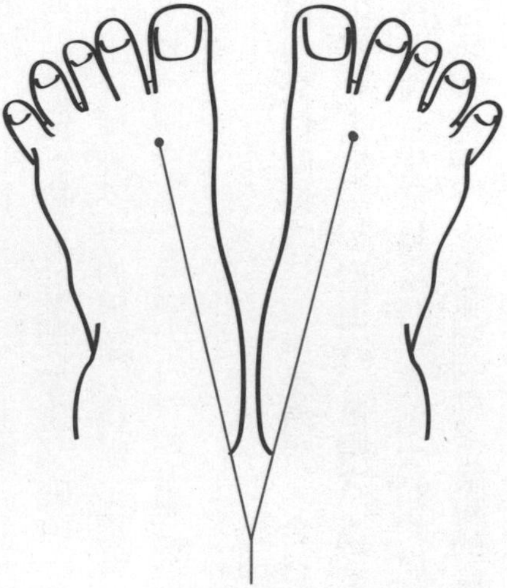

太衝穴：
雙腳腳背，大拇趾和第二趾的指縫之間，往內兩寸凹陷處。

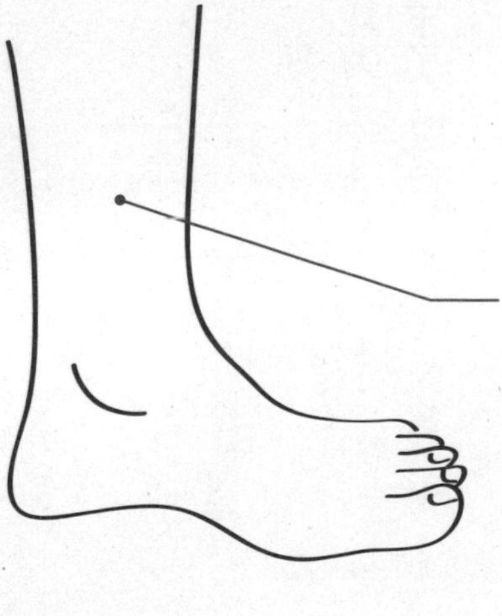

三陰交穴：
內踝尖上三寸，脛骨後緣凹陷處。

作用部位：頭頸部　**對應症狀：**精神不濟、腦霧、健忘、倦怠、頭昏腦脹

03 精神不濟，老是健忘！這樣做幫助增強記憶力

「你累了嗎？」現在人壓力大，生活緊張、工作繁多、資訊爆量，當事情全都卡在一起時，難免出現腦袋打結、顧此失彼的情況，特別是熬夜加班又晚睡，導致白天的專注力下滑，出現精神不濟的現象，待辦事項轉過頭，竟然一下子就忘光光，慢慢地，意志力也會越來越消沉。

此時，可以透過穴道按摩或拍打，進而強化記憶力，像是手部的幾個關鍵穴位：**手神門穴**、**合谷穴**、**少商穴**、**中衝穴**、**少衝穴**、**少澤穴**、**關衝穴**、**商陽穴**，按壓以上兩三個穴位，可以幫助在昏昏欲睡之時，促進大腦的血液循環，給自己一個「有氧的打氣」，重新回到神清氣爽的感受。

穴中要點

手部
手神門穴、合谷穴、少商穴、中衝穴、少衝穴、少澤穴、關衝穴、商陽穴

穴療時程

穴道擇其二三，按壓五秒、十次為一個循環，並依情況增減

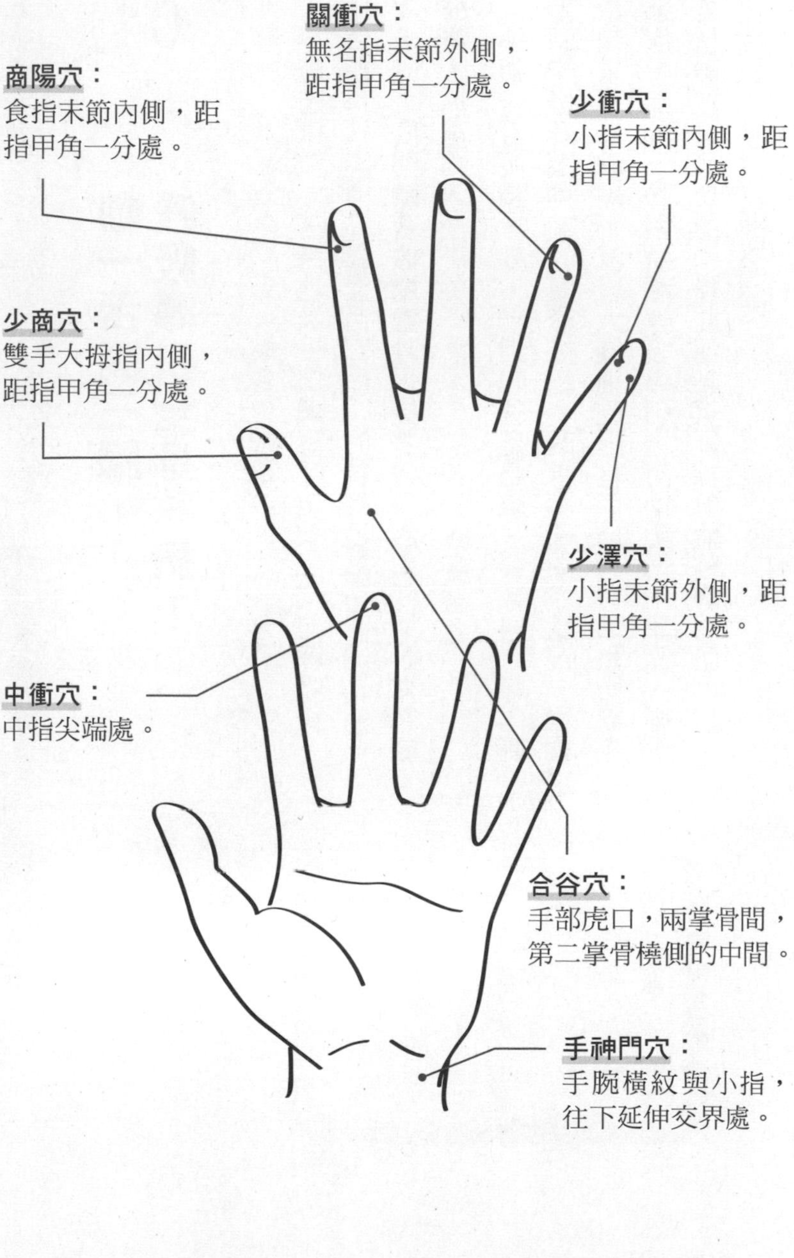
關衝穴：
無名指末節外側，
距指甲角一分處。
商陽穴：
食指末節內側，距
指甲角一分處。
少衝穴：
小指末節內側，距
指甲角一分處。
少商穴：
雙手大拇指內側，
距指甲角一分處。
少澤穴：
小指末節外側，距
指甲角一分處。
中衝穴：
中指尖端處。
合谷穴：
手部虎口，兩掌骨間，
第二掌骨橈側的中間。
手神門穴：
手腕橫紋與小指，
往下延伸交界處。

作用部位：頭部、舌頭、眼睛、肛門（會陰）、牙齒　**對應症狀：**健忘、失眠、漏尿

04 動一舌調三臟，呼吸導引全身祛病！

早晨起床後，深深地吸一口氣再呼出來，均勻呼吸後，再用**舌頭抵住上顎**（持續發出「兒」的音），眼睛看向頭頂部。再次吸氣，**肛門隨著收縮數秒**，接著慢慢放鬆呼氣，並且輕**扣牙齒**，反覆至少二十次。

「動一舌而調三臟。」指的就是心臟、脾臟與腎臟，刺激舌頭能提升腦神經的血液補給，改善腦部缺血狀況，也會刺激到末梢進神經，減緩大腦細胞退化問題，有助預防老年癡呆症。此外，練習晨間呼吸導引，有助記憶、學習、睡眠等多種神經調節功能；提肛運動可訓練骨盆腔底的肌肉群，預防痔瘡、急尿與漏尿問題。

引導要點
自舌頭、眼睛、頭部，再到肛門、牙齒

穴療時程
反覆二十次，為一個循環，並依情況增減

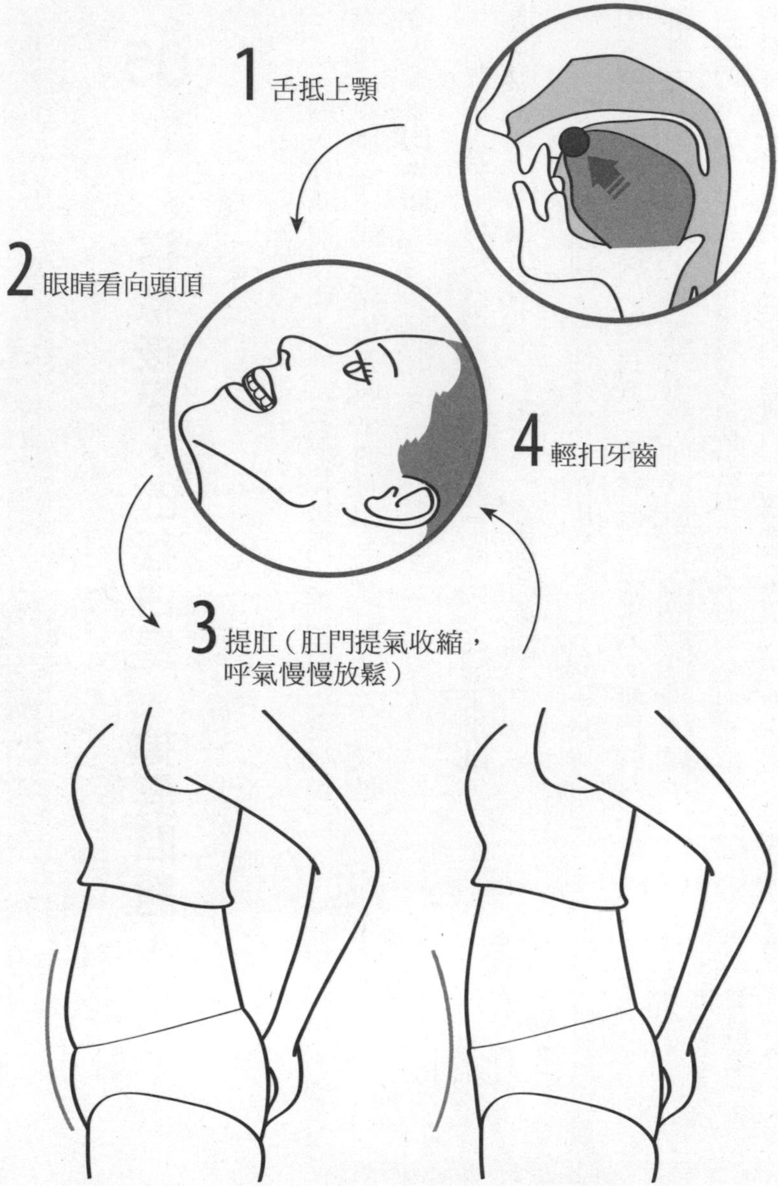
1 舌抵上顎
2 眼睛看向頭頂
3 提肛（肛門提氣收縮，
呼氣慢慢放鬆）
4 輕扣牙齒

作用部位：頭頸部　對應症狀：白髮、掉髮、禿髮、毛髮稀疏、頭皮屑

05

這樣按壓，改善白髮、掉髮問題！

「啊，你有頭皮屑！」當我們稍微抓一下頭髮，竟發現雪花片片掉落，或是深色衣服上面有頭皮屑的蹤跡，確實是令人尷尬的場面。

除此之外，現代人壓力大，加上飲食高油、高糖、重鹹，造成頭皮經常大量出油，也加劇掉髮、落髮的風險。

掉髮通常有遺傳、女性產後、頭皮發炎、營養不良等原因。透過按壓**神庭穴**、**角孫穴**、**天柱穴**、**風池穴**、**啞門穴**、**百會穴**及周邊區域，刺激頭部的血液循環，有助減緩掉髮、白髮的毛病！當我們持續按壓這些穴道，除了有助氣血循環，調整自律神經系統，還能夠疏通頭部的經絡，讓人神清氣爽。

穴中要點

頭部

神庭穴、角孫穴、天柱穴、風池穴、啞門穴、百會穴及周邊區域

穴療時程

穴道擇其二三，按壓五秒、十次為一個循環，並依情況增減

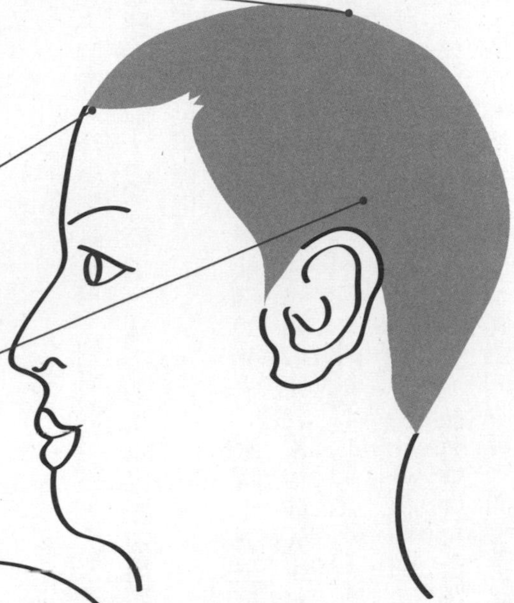

百會穴：
頭頂正中央，兩耳與兩眉的中央到頭頂，各畫一直線的交會處。

神庭穴：
髮際線的正中央，任督二脈交界處。

角孫穴：
人體的頭部，折耳廓向前，耳尖直上入髮際處。

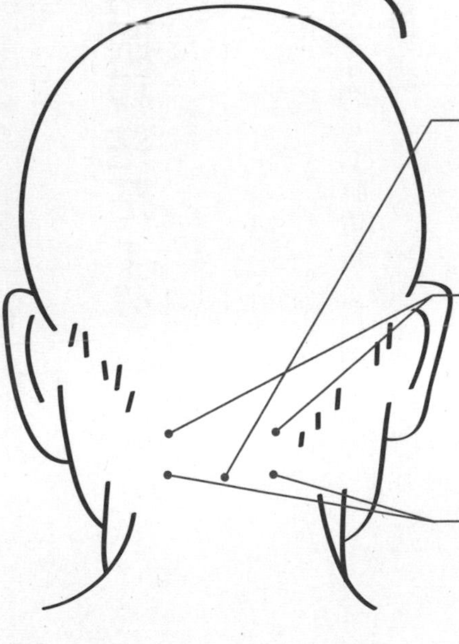

啞門穴：
後髮際直上〇・五寸凹陷處，第一頸椎下方。

風池穴：
耳後頭枕骨下，髮際內的凹陷處。

天柱穴：
頸椎兩側，風池下約兩公分處。

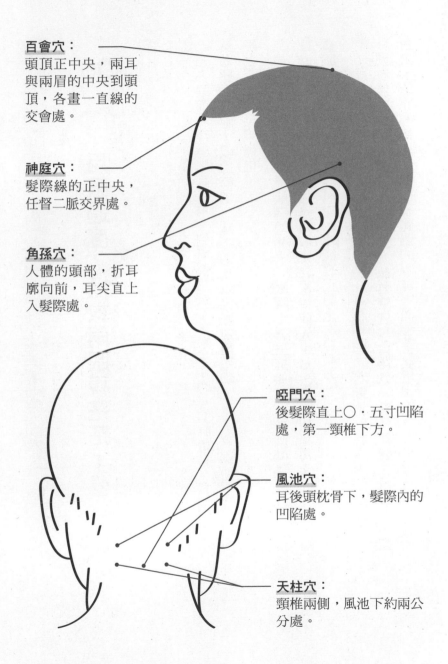

作用部位：頭頸部　對應症狀：視疲勞、白內障、黃斑部病變、眼睛過敏問題

06 用眼過度，拯救兩眼視茫茫！

「眼前一片黑影亂亂飛，到處都是蚊子？」工作時常緊盯螢幕，長期下來，莫名腫脹紅腫、視力模糊，殊不知眼睛已經悄悄報銷，除了黃斑部病變，白內障也開始提早年輕化了。

「小心！眼睛也可能過勞死。」眼睛也需要抗加齡，平日得藉由日常飲食達到保養功效，預防為先，攝取富含維他命A、C、E、胡蘿蔔素的食材，紓緩眼部充血，調節眼球壓力，才能真正防止「惡視力」。

提醒自己，工作一小時要讓眼睛休息幾分鐘，可簡單輕輕按摩眼睛周邊，分別自**睛明穴**、**攢竹穴**、**魚腰穴**、**絲竹空穴**、**太陽穴**、**瞳子髎穴**、**承泣穴**、**四白穴**，依序輕按，切勿按壓脆弱的眼球，而導致反效果。

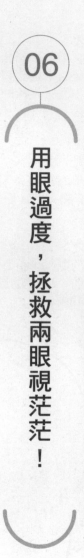

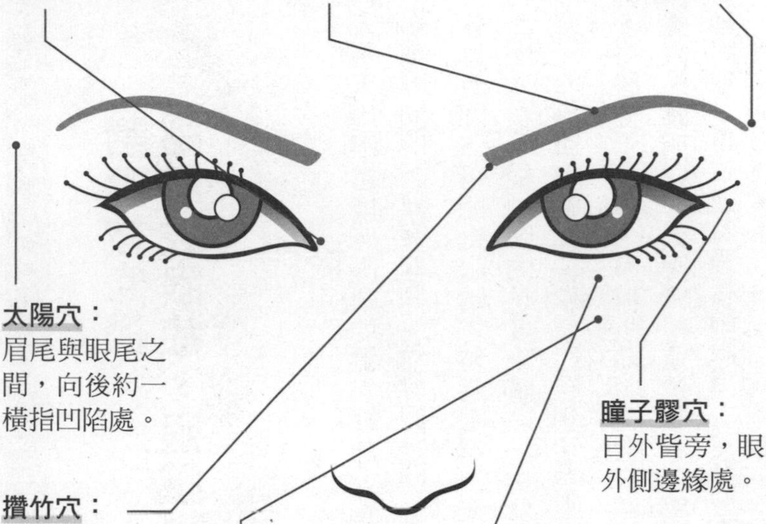

睛明穴：
目內眥角稍上方凹陷處。
魚腰穴：
額部，瞳孔直上，眉毛中處。
絲竹空穴：
外眼角上方，眉毛尾端凹陷處。
太陽穴：
眉尾與眼尾之間，向後約一橫指凹陷處。
瞳子髎穴：
目外眥旁，眼眶外側邊緣處。
攢竹穴：
當眉頭陷中，眶上切跡處。
四白穴：
眼眶下方的凹陷處。
承泣穴：
眼球和眼眶下緣之間的凹陷處。

穴中要點

頭部
睛明穴、攢竹穴、魚腰穴、絲竹空穴、太陽穴、瞳子髎穴、承泣穴、四白穴

穴療時程

穴道擇其二三，按壓五秒、十次為一個循環，並依情況增減

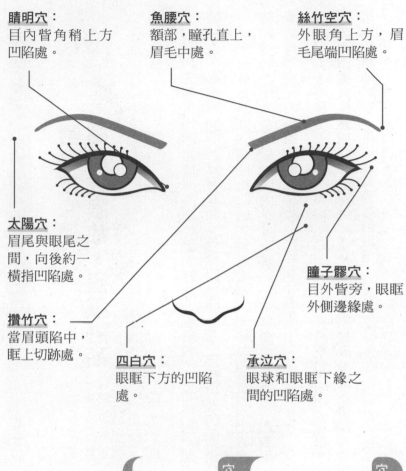

作用部位：頭頸部　對應症狀：乾眼症、眼壓過高、白內障、眼睛過敏問題

07 護眼按摩操，緩解乾眼症、眼壓過高

現代人每天用眼過度，眼睛乾澀、紅腫、乾癢成了家常便飯，想要紓緩眼睛疲勞、過敏等問題，只需要簡單幾分鐘時間，上下班都可做的顧眼按摩操！

平日休息時間，可閉上眼睛，轉動眼球，先順時鐘轉動三十六次，之後逆時鐘轉動三十六次，從中醫的角度來講：「目受血而能視」，血液生化順行，眼睛獲得充足的氣血，就能延緩白內障和相關眼疾的發生。

另外，可將雙手交疊，摩擦生熱，再合掌貼於雙目之上，反覆數次，再輕輕按壓**印堂穴**、**睛明穴**、**太陽穴**、**承泣穴**等，閉目五分鐘，再緩緩睜眼，先依順時鐘轉動眼球，再依逆時鐘轉動眼球，各五回，可令眼睛獲得立即性的紓緩。

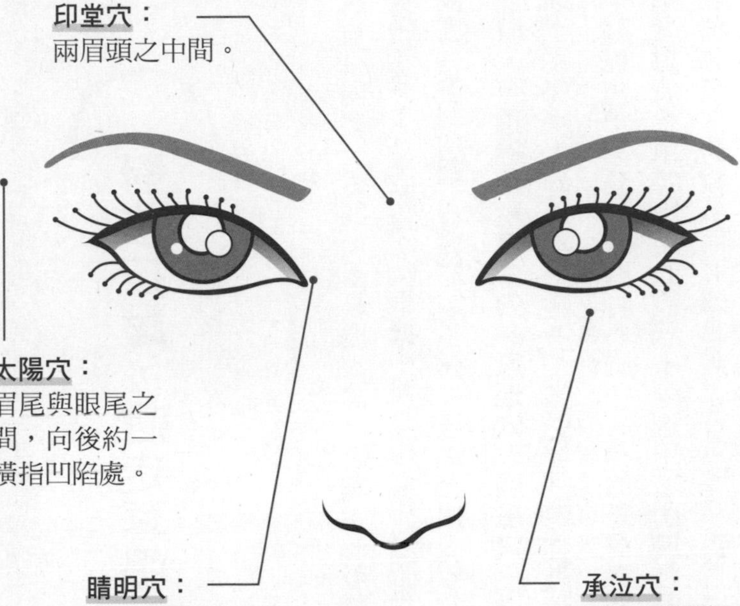
印堂穴：
兩眉頭之中間。
太陽穴：
眉尾與眼尾之間，向後約一橫指凹陷處。
睛明穴：
目內眥角稍上方凹陷處。
承泣穴：
眼球和眼眶下緣之間的凹陷處。

穴中要點

頭部
印堂穴、睛明穴、太陽穴、承泣穴

穴療時程

穴道擇其二三，按壓五秒、十次為一個循環，並依情況增減

作用部位：頭頸部　對應症狀：耳鳴、眩暈、頭暈腦脹、陣發性眩暈、聽力喪失

08

對位按壓，趕走耳鳴、暈眩

《黃帝內經．素問．至真要大論》記載：「厥陰之勝，耳鳴頭眩，憒憒欲吐，胃鬲如寒，大風數舉。」根據中醫證型，造成頭暈、貧血基本上有三種成因：氣血兩虛、濕熱內蘊、氣滯血瘀，此外風火上擾、勞心太過，也會影響疾病程度。

此時，可透過按壓**百會穴**、**風池穴**、**翳風穴**（以上頭部）、**內關穴**、**四瀆穴**（以上手部）、**公孫穴**（腿部）來改善耳鳴、暈眩症狀。

中醫提到：「公孫內關胃心胸」，指的是**公孫穴和內關穴**專治胃部、胸部的不適，對於暈車時出現的症狀十分適用。由於經脈與任脈、督脈相連，因此按摩此部位或敷臍療法能有效止暈，改善嘔吐、梅尼爾氏症引發的陣發性眩暈、耳鳴、耳內壓力等。

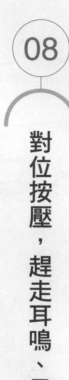

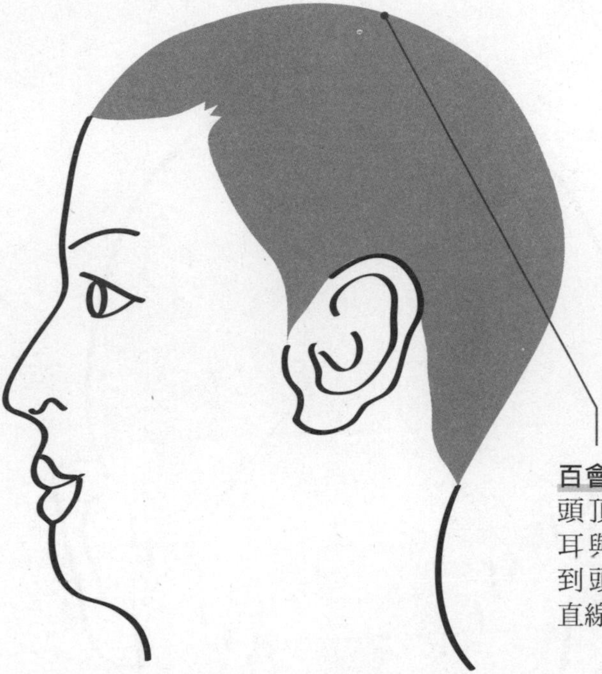

百會穴：
頭頂正中央，兩耳與兩眉的中央到頭頂，各畫一直線的交會處。

穴中要點

頭部
百會穴、風池穴、翳風穴
手部
內關穴、四瀆穴
腿部
公孫穴

穴療時程

穴道擇其二三，按壓五秒、十次為一個循環，並依情況增減

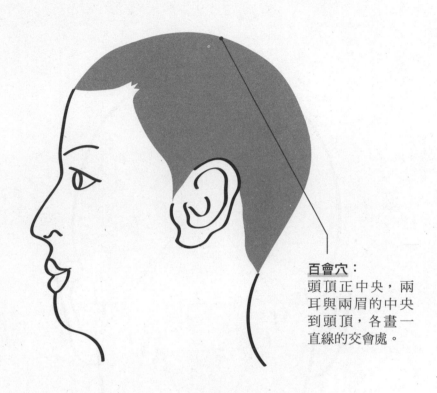

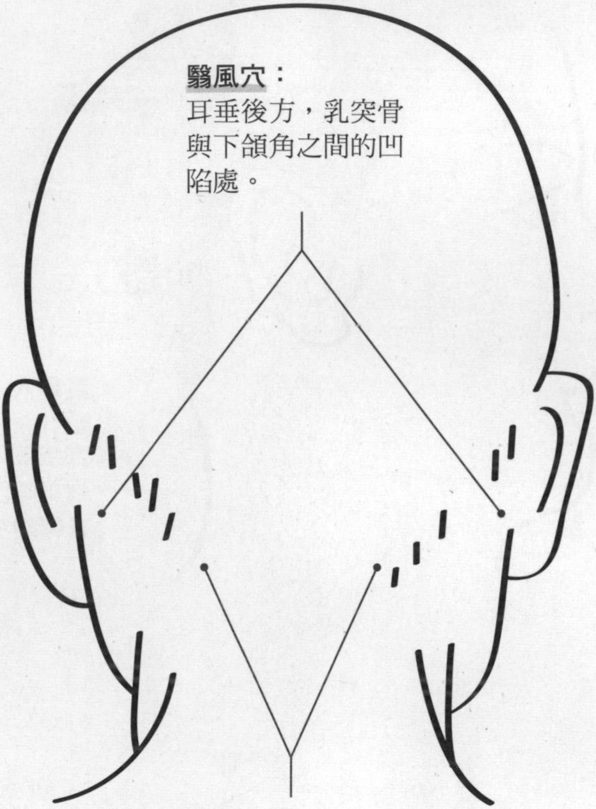
翳風穴：
耳垂後方，乳突骨
與下頷角之間的凹
陷處。

風池穴：
後頸髮際線正中直上
約一寸。

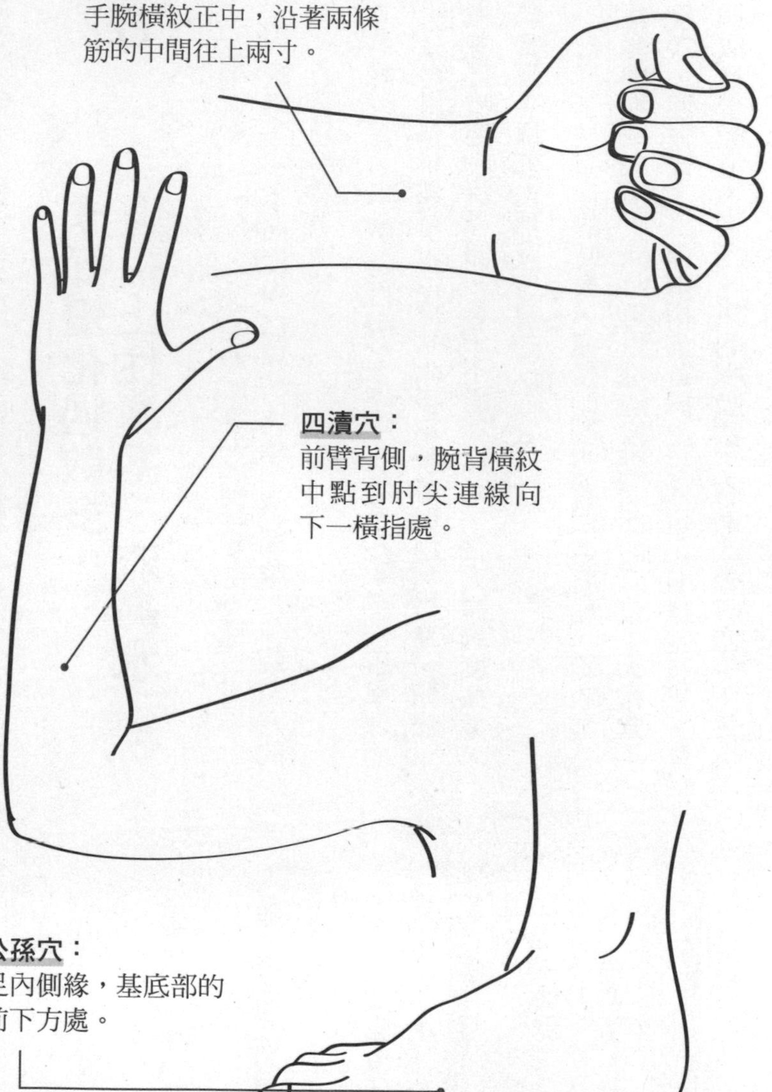
內關穴：
手腕橫紋正中，沿著兩條
筋的中間往上兩寸。
四瀆穴：
前臂背側，腕背橫紋
中點到肘尖連線向
下一橫指處。
公孫穴：
足內側緣，基底部的
前下方處。

作用部位：頭頸部　對應症狀：鼻塞、流鼻涕、打噴嚏、過敏性鼻炎

09

季節變化過敏多，這招止住鼻塞、流鼻水

「哈啾！」季節變換之際，或是乍寒還暖、乍暖還寒的時節，最容易引發過敏性鼻炎了。

中醫認為：「風為百病之長。」感冒大多是外感風邪而致，分有風寒、熱寒，但症狀大多不脫離發熱、畏寒、頭痛、咳嗽、打噴嚏、流鼻涕、鼻子不通等症狀，當人體過度疲累、疏於養護，風邪自然就容易趁虛而入。

當鼻子被塞住的時候，連帶頭腦也會跟著打結，再也無法聚精會神地做事情，此時可以透過按壓頭部的穴位：**大椎穴**、**上星穴**、**迎香穴**，將食指指尖置於上述穴道，有序地按壓，同時採取鼻子吸氣、嘴巴吐氣的呼吸法，有助改善鼻塞等困擾。

穴中要點

頭部
大椎穴、上星穴、迎香穴

穴療時程

穴道擇其一二，按壓五秒、十次為一個循環，並依情況增減

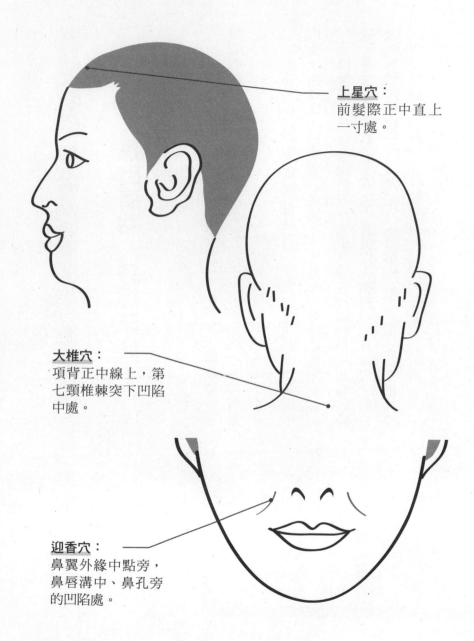

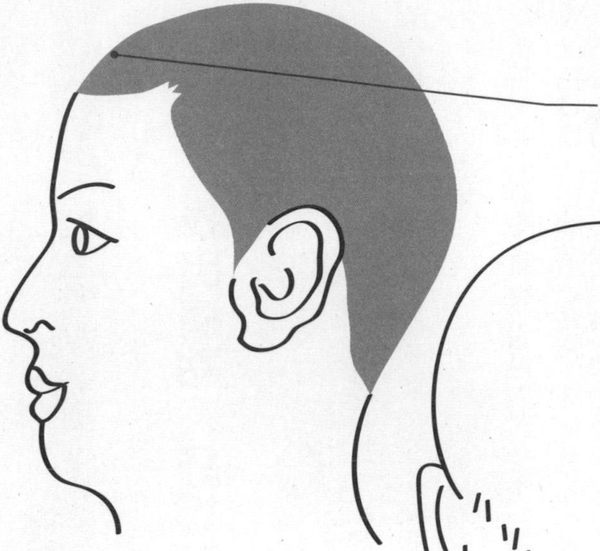

上星穴：
前髮際正中直上一寸處。

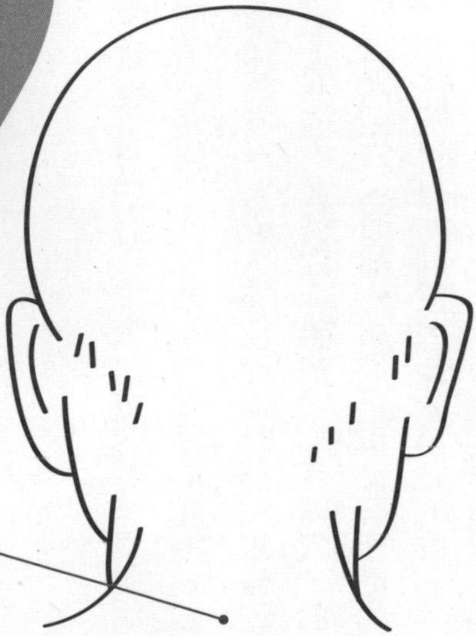

大椎穴：
項背正中線上，第七頸椎棘突下凹陷中處。

迎香穴：
鼻翼外緣中點旁，鼻唇溝中、鼻孔旁的凹陷處。

作用部位：頭頸部　對應症狀：牙疼、牙齦炎、牙齦腫痛、牙周病

10 找出痛點，紓緩牙痛！

很多人都害怕牙醫診所的機器聲，每當坐上診療椅，牙醫師拿起治療的工具，就會本能地產生抗拒心理，看牙可說是內心最深的恐懼了。

然而，該治療的時候，還是要尋求牙醫的診治，生活中也要維持良好的口腔清潔習慣，才能夠預防牙齒的相關病變。

日常中若是牙痛突然發作，或是深夜裡臨時無法求醫的時刻，可以透過按壓以下穴道：**合谷穴**（**手部**）、**巨髎穴**、**四白穴**、**下關穴**、**頰車穴**、**大迎穴**（**頭部**），進一步緩解牙齒的椎心刺骨的抽痛。按壓**合谷穴**也有助刺激大腦分泌腦內啡。

穴中要點

頭部
巨髎穴、四白穴、下關穴、頰車穴、大迎穴

手部
合谷穴

穴療時程

穴道擇其二三，按壓五秒、十次為一個循環，並依情況增減

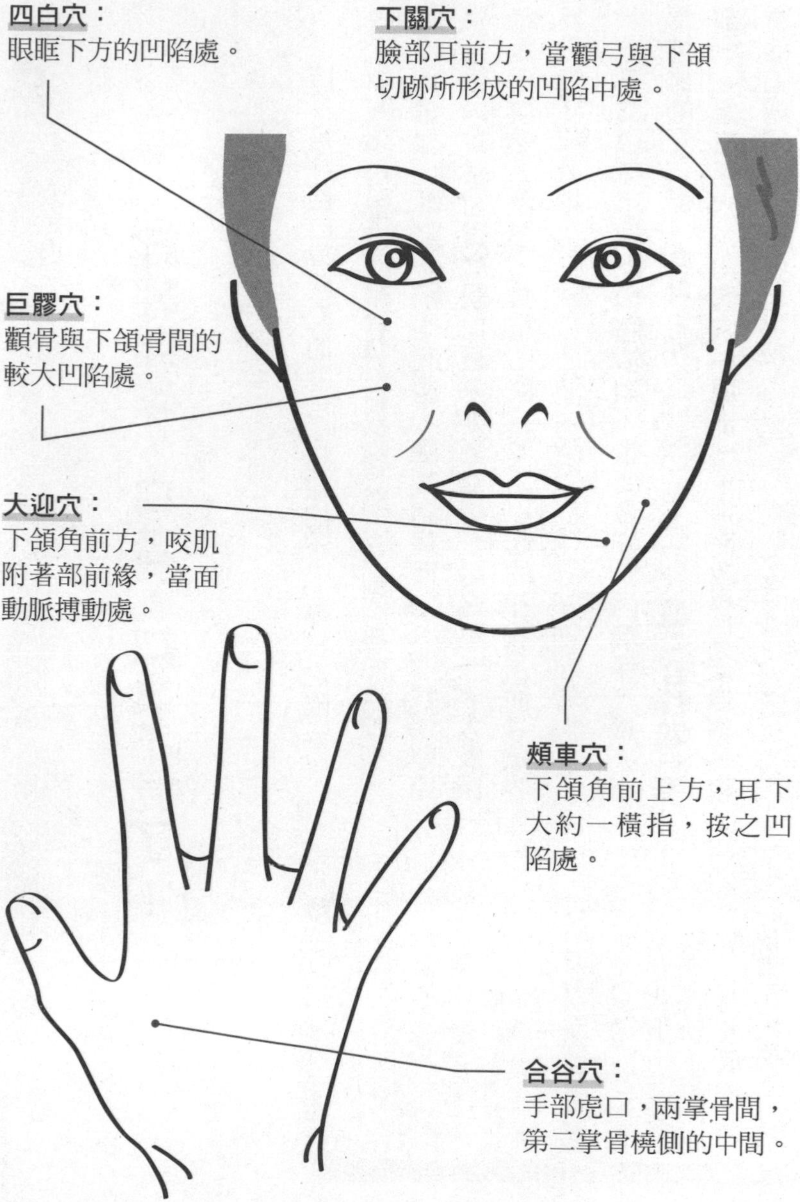
四白穴：
眼眶下方的凹陷處。
下關穴：
臉部耳前方，當顴弓與下頷
切跡所形成的凹陷中處。
巨髎穴：
顴骨與下頷骨間的
較大凹陷處。
大迎穴：
下頷角前方，咬肌
附著部前緣，當面
動脈搏動處。
頰車穴：
下頷角前上方，耳下
大約一橫指，按之凹
陷處。
合谷穴：
手部虎口，兩掌骨間，
第二掌骨橈側的中間。

作用部位：頭頸部　對應症狀：口臭、口苦、口乾、倦乏、胃鬱熱、肝火暢旺

11 輕輕鬆鬆，口苦、口臭不見了！

口臭是身體出現狀況的警示，往往成了「難言之隱」。

中醫認為口臭大致分為三種：胃熱上蒸型、痰熱壅肺型、腸胃食積型，針對各別的問題，應當對症而治，明代醫學家張景岳《景岳全書》說口臭「亦猶陰濕留垢之臭」，大多因為臟腑積熱、濕熱、食積、痰濁等所引起的症狀，而且還容易併發牙齦發炎、腫痛、牙痛、乾渴、尿道炎、便秘等問題。

日常中除了做好口腔清潔，也要做好體內環保，養成正常排泄的好習慣，此外，亦可透過按壓對位穴道：**合谷穴（手部）**、**足三里穴**、**內庭穴（腿部）**，進而改善胃部熾熱、積食而造成口苦、口臭與氣逆。

穴中要點

手部
合谷穴
腿部
足三里穴、內庭穴

穴療時程

穴道擇其一二，按壓五秒、十次為一個循環，並依情況增減

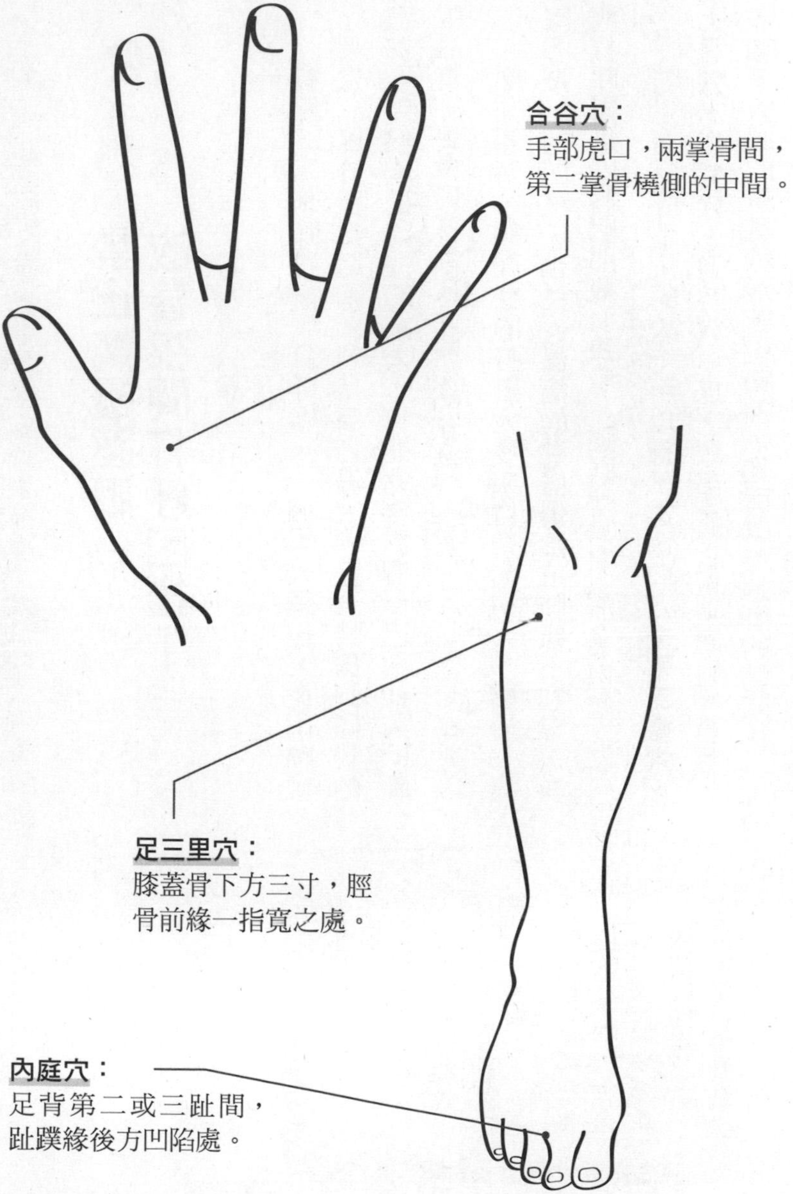
合谷穴：
手部虎口，兩掌骨間，
第二掌骨橈側的中間。
足三里穴：
膝蓋骨下方三寸，脛
骨前緣一指寬之處。
內庭穴：
足背第二或三趾間，
趾蹼緣後方凹陷處。

作用部位：頭頸部　對應症狀：打呼、打鼾、鼻塞、睡眠呼吸中止症等

12 禁止驚擾睡眠，改善夜間打呼困擾！

打呼，又稱作打鼾、打呼嚕，一個人入睡後，發出輕微呼吸聲，屬於正常範圍，若是聲音過大，甚至驚擾到同睡的室友、伴侶或是同住的家人，可能就會影響自己與他人的睡眠品質，更會影響到彼此關係的和諧。

中醫認為，病理性的打鼾大多來自昏迷病人，屬於「痰阻心竅」的閉證，也見於溫病的熱盛傷陰或肺氣不利等，有些打呼則是因為咽部瘢痕狹窄、睡眠呼吸中止症等引起。

若是有打呼情況的人，可以嘗試透過取穴按壓**百會穴**、**上星穴**、**印堂穴**、**迎香穴**（以上頭部），促進胸肺、鼻咽、喉嚨、大腦的氣氣輸送管道暢通，進而改善打鼾的症狀。

穴中要點

頭部

百會穴、上星穴、印堂穴、迎香穴

穴療時程

穴道擇其二三，按壓五秒、十次為一個循環，並依情況增減

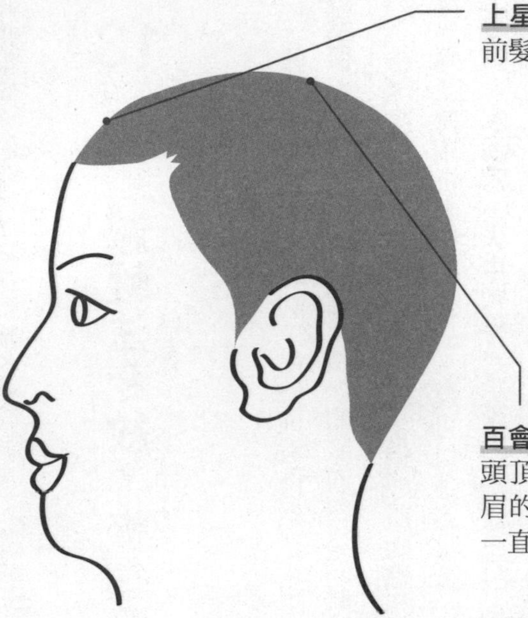

上星穴：
前髮際正中直上一寸處。

百會穴：
頭頂正中央，兩耳與兩眉的中央到頭頂，各畫一直線的交會處。

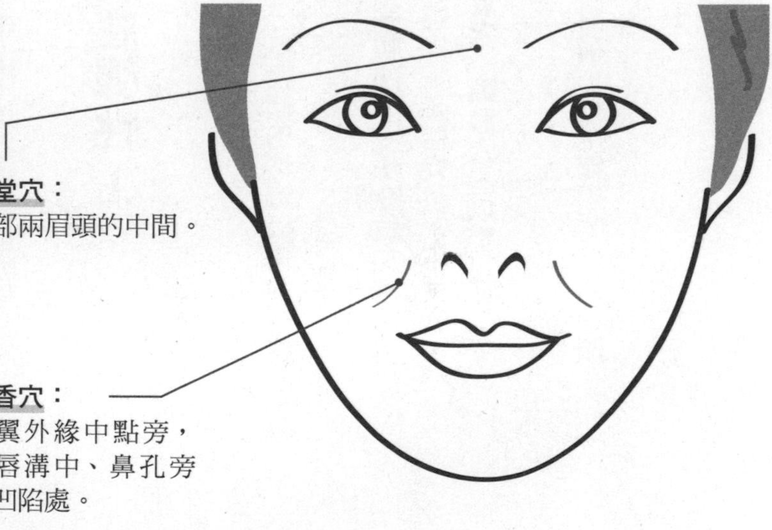

印堂穴：
額部兩眉頭的中間。

迎香穴：
鼻翼外緣中點旁，鼻唇溝中、鼻孔旁的凹陷處。

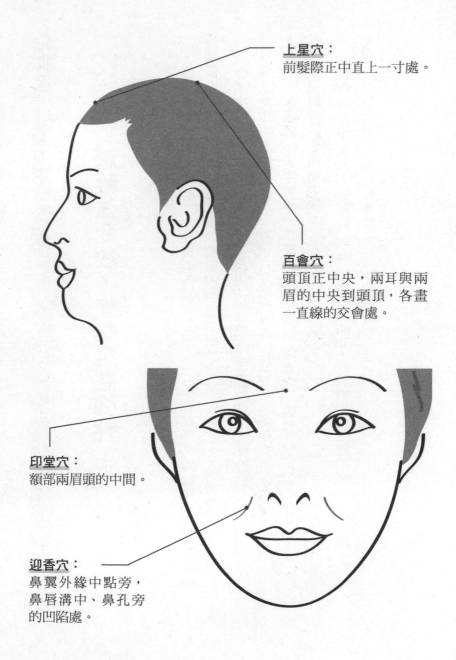

作用部位：頭頸部　對應症狀：臉部皺紋、法令紋、改善肌膚狀態

13 減輕法令紋，恢復肌膚彈性！

雖說人體會隨著時間，慢慢地有自然老化現象，但我們仍然可以藉由一些日常保養，延緩機能衰老，臉上的肌膚也是如此。

臉部膠原蛋白流失之後，就會造成肌膚鬆垮、臉頰凹陷、法令紋加深的情況，除了使用抗老化保養品，還可以透過點按、按壓以下幾個穴位：**玉枕穴**、**上星穴**、**水溝穴（人中穴）**、**承漿穴**、**迎香穴**、**地倉穴**、**顴髎穴**（以上頭部），幫助恢復肌膚的光滑與彈性。

迎香穴、**地倉穴**、**顴髎穴**同時存在臉部的左右對稱，可用雙手的三個指頭來同步按壓對位穴道，有助淡化法令紋。

迎香穴：
鼻翼外緣中點旁，鼻唇溝中、鼻孔旁的凹陷處。

水溝穴：
鼻唇溝正中上三分之一處。

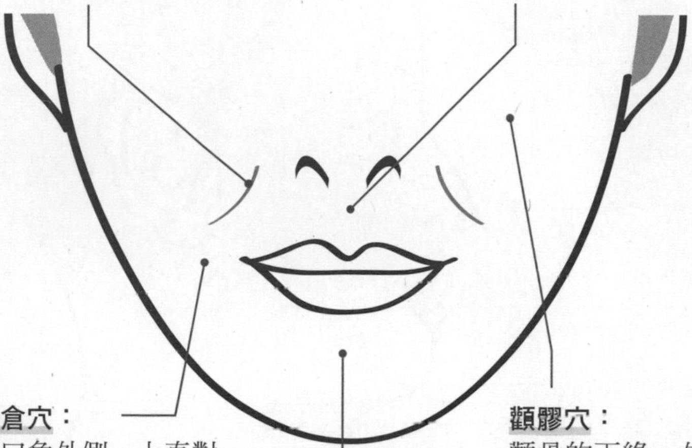

地倉穴：
在口角外側，上直對瞳孔。

顴髎穴：
顴骨的下緣，外眼角直下方的凹陷處。

承漿穴：
頦唇溝的正中凹陷處。

穴中要點

頭部
玉枕穴、上星穴、水溝穴、承漿穴、迎香穴、地倉穴、顴髎穴

穴療時程

穴道擇其二三，按壓五秒、十次為一個循環，並依情況增減

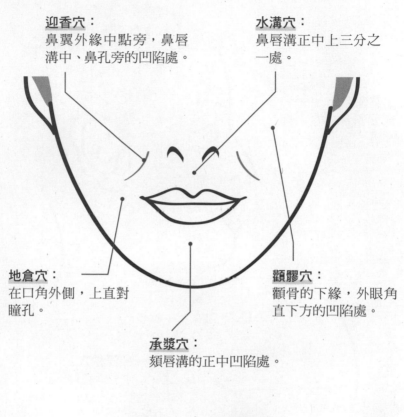

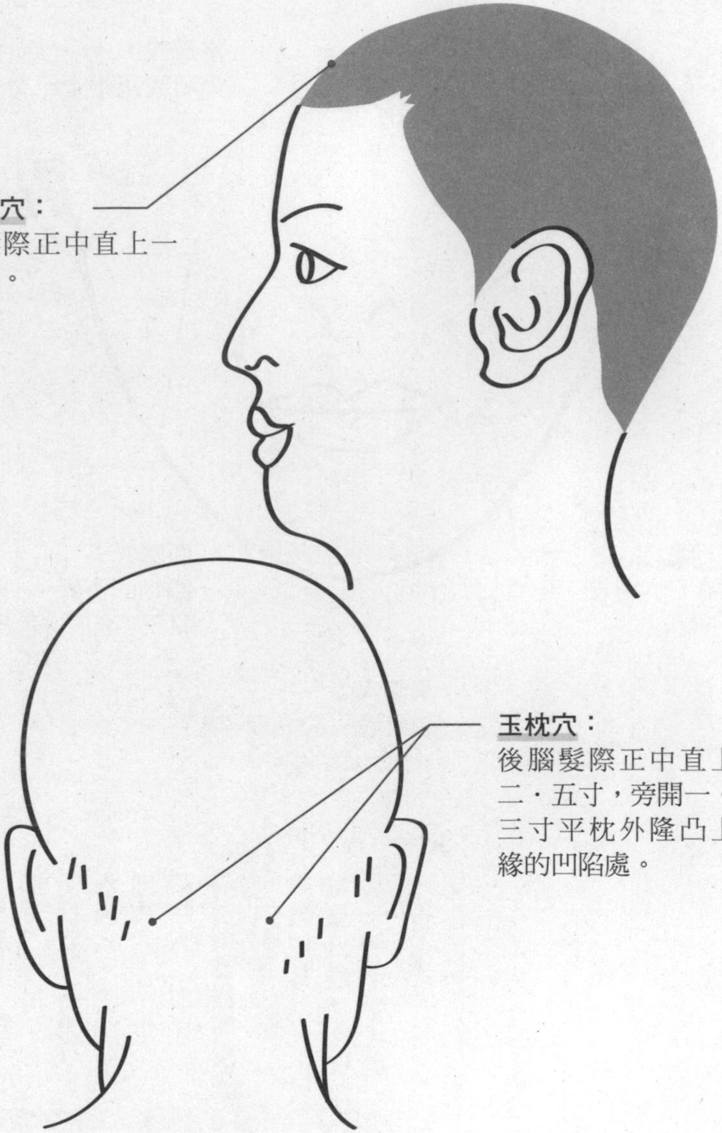
上星穴：
前髮際正中直上一
寸處。
玉枕穴：
後腦髮際正中直上
二・五寸，旁開一・
三寸平枕外隆凸上
緣的凹陷處。

PART 2

上半身穴療

日日疏通排毒，

緩解頸椎病、五十肩、氣喘、心悸、背肩痛等疾患

人體共有三百六十多個穴位，且遍佈全身，這些關鍵穴位藏有養生與長壽的密碼。

一般會有肩膀痠痛、緊繃問題的以上班族居多，歸咎原因，大多因為姿勢不良，導致血液循環不佳而引起，只需平日透過對症穴道的徒手按揉、推壓，或透過工具加以刮痧、拍打，或由中醫師輔以針灸、艾灸等，進而打通鬱積體內不通的筋脈，就能緩解並改善上半身的肩頸與心肺問題。

作用部位：肩背胸部　**對應症狀：**五十肩、肩周炎、脊椎疼、失眠

01 手抬不起來，遠離可怕的五十肩！

一般俗稱的五十肩，正是肩周炎，當肩關節發生病變，將影響手部、肩膀、頭頸及背部的正常活動，伴隨而來的疼痛，有時會讓人痛不欲生，甚至導致生活中的簡單動作都無法自理，像是梳頭、扣扣子、綁鞋帶、晾曬衣服等。

正所謂「通則不痛，痛則不通」，只需平日透過對症穴道的徒手按揉、推壓，或透過工具加以刮痧、拍打，或由中醫師輔以針灸、艾灸等，打通鬱積體內不通的筋脈，就能緩解並改善肩關節的問題。

針對飲食強化調理，可多食用調理氣血、通經活絡的食材，舉凡山楂、韭菜、羊肉、黑豆等。同時配合簡易的穴道按摩，像是腳底的**五十肩點**；手部的**陽谷穴**、**陽池穴**、**陽溪穴**；手肘的**曲池穴**；肩背部的**肩髃穴**、**天宗穴**；頭部的**巨髎穴**、**天柱穴**、**風府穴**、**風池穴**。

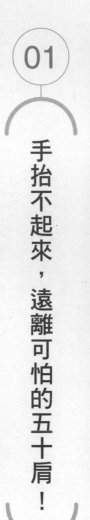

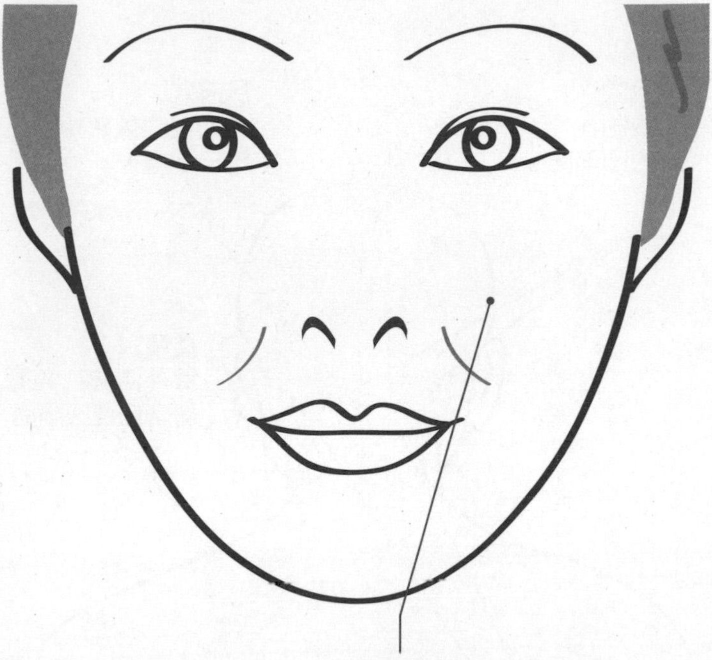

巨髎穴：
顴骨與下頜骨間的較大凹陷處。

穴中要點

頭部

巨髎穴、天柱穴、風府穴、風池穴

手部

陽谷穴、陽溪穴、曲池穴、陽池穴

肩背部

肩髃穴、天宗穴

腿部

五十肩點

穴療時程

穴道擇其二三，按壓五秒、十次為一個循環，並依情況增減

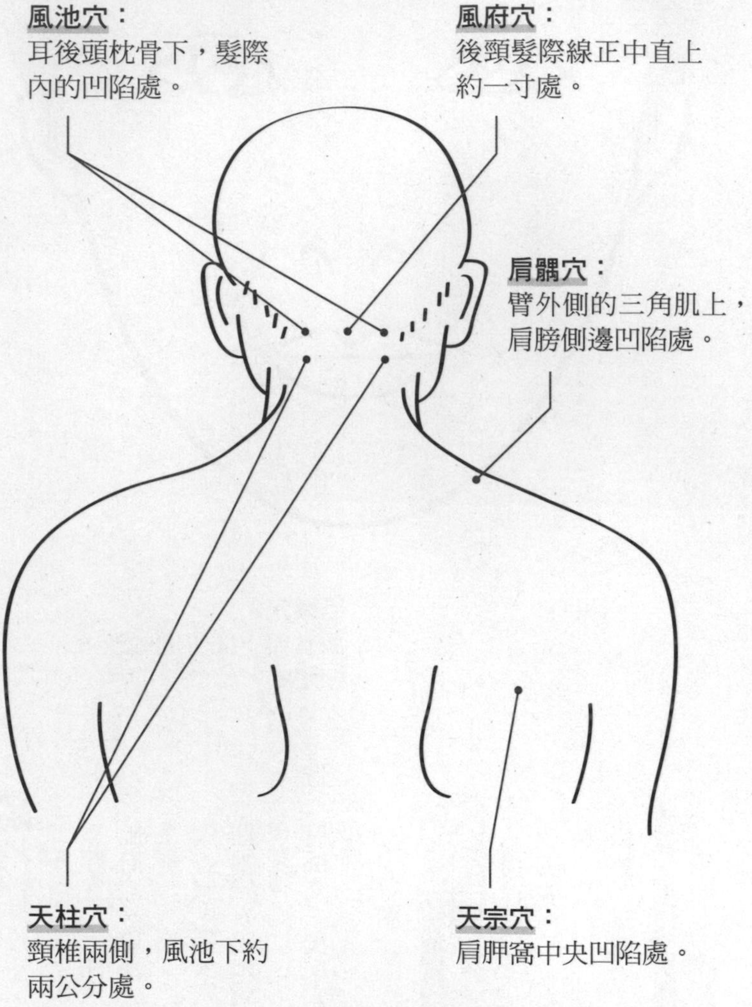
風池穴：
耳後頭枕骨下，髮際
內的凹陷處。
風府穴：
後頸髮際線正中直上
約一寸處。
肩髃穴：
臂外側的三角肌上，
肩膀側邊凹陷處。
天柱穴：
頸椎兩側，風池下約
兩公分處。
天宗穴：
肩胛窩中央凹陷處。

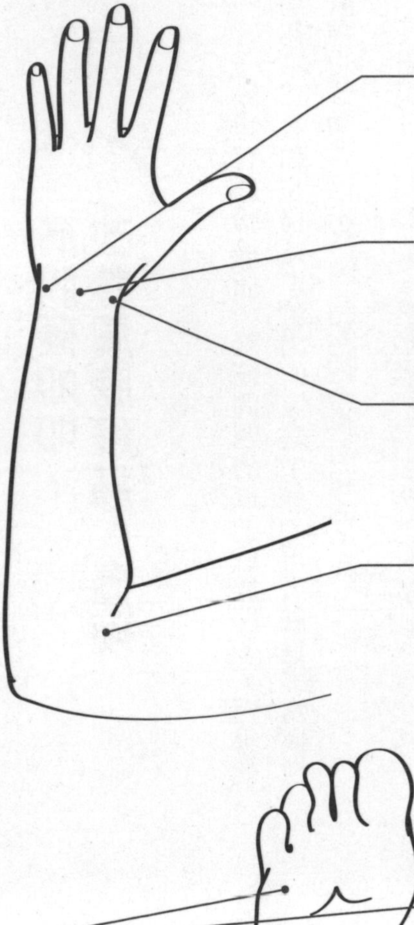

陽谷穴：
手腕尺側，尺骨莖突與三角骨之間凹陷處。

陽池穴：
腕背橫紋中，當指伸肌腱的尺側緣凹陷處。

陽溪穴：
手背內側，拇指下方手掌與手腕相交的凹陷處。

曲池穴：
手肘外側端，肘彎起後橫紋結束的凹陷處。

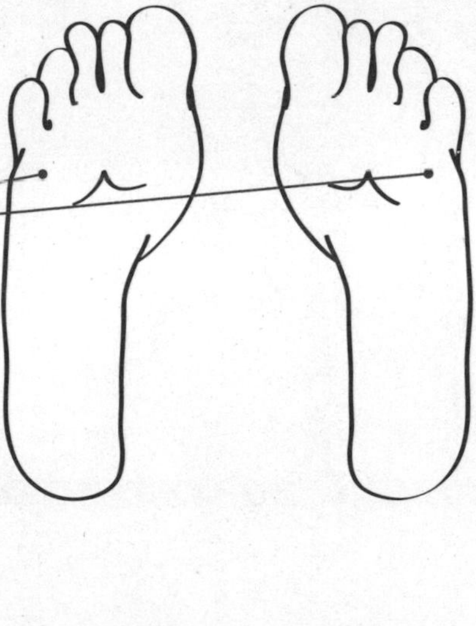

五十肩點：
雙腳的無名趾與小趾之間，下方約一・五公分至兩公分處。

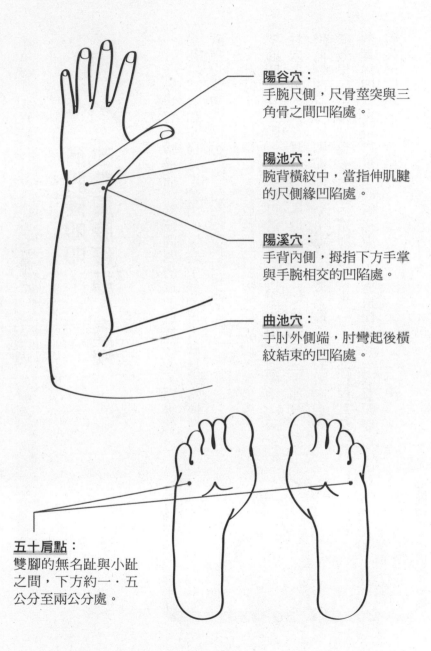

作用部位：肩背胸部　對應症狀：肩膀痠疼、脖子僵硬

02 肩膀硬叩叩！改善肩膀痠痛、僵硬

一般會有肩膀痠痛、緊繃問題的以上班族居多，再來就是為了三餐和家務忙進忙出的家庭主婦，再者就是經常搬運重物的勞動者，大多因為姿勢不良引起的毛病。

此時，可以稍做一些放鬆肩膀肌肉的伸展操，久坐族也要適時起身走動，同時可以透過按壓以下穴道疏通經絡：**天柱穴**、**風池穴**、**耳神門穴**（以上頭部）、**後溪穴**（手部），進而鬆開身體和關節的瘀結，促進血液循環，達到活血止痛的效果。中醫認為「耳者，宗脈之所聚也」，因此捏捏耳朵的**耳神門穴**，可以幫助緩解焦慮，平衡自律神經，改善頭痛與失眠問題。

穴中要點

頭部
天柱穴、風池穴、耳神門穴
手部
後溪穴

穴療時程

穴道擇其二三，按壓五秒、十次為一個循環，並依情況增減

風池穴：
枕骨下兩側凹陷處。

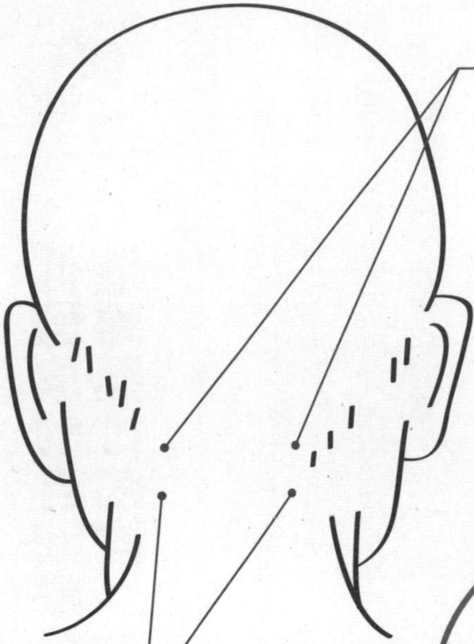

天柱穴：
頸椎兩側，風池下約兩公分處。

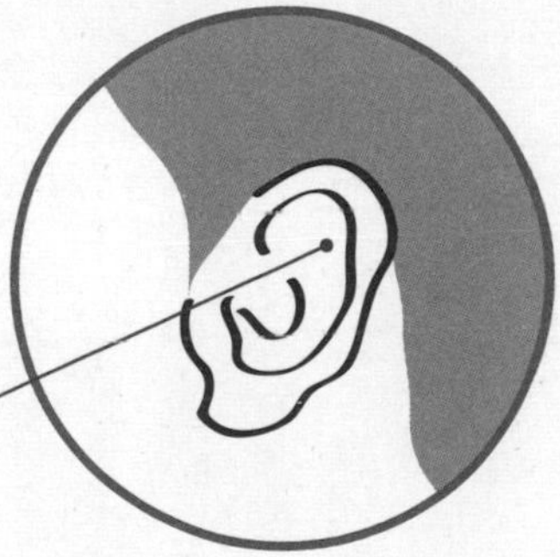

耳神門穴：
耳朵上方，三角窩內。

後溪穴：
微握拳，小指關節後的遠側掌橫紋頭赤白肉際處。

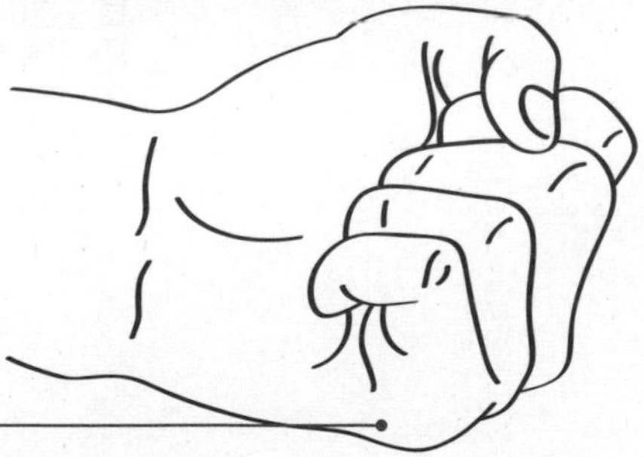

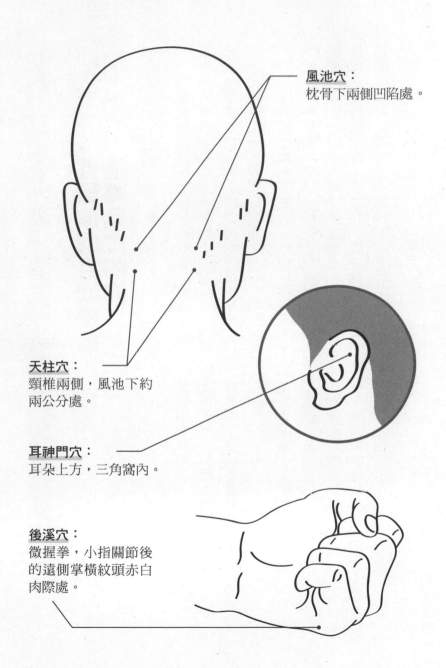

作用部位：頭頸部　對應症狀：頸椎病、肩膀僵硬、烏龜頸

03

低頭族的自我療癒，遠離頸椎病變

「低頭族世代」來臨，現代人不管是在等車、走路還是辦事情，已經練就同步「滑手機」的功夫，手機一方面便利了我們的生活，另一方面卻無形中造成某些潛在身體危害，譬如用眼過度衍生白內障、青光眼，姿勢不良造成脖子僵硬、脊椎毛病、腰背疼痛等。

如今有越來越多人患有「頸椎症候群」，不只是脖子痠痛，上肢也會感到僵硬、肌肉無力、手指頭麻木，甚至產生暈眩、噁心、嘔吐、肌肉萎縮等症狀。因此，提醒自己使用電子產品每半小時休息五到十分鐘，同時舒展筋骨，可以按揉、推壓**風池穴**、**天宗穴**，改善肩頸部的血液循環，鬆開關節與神經的過度沾黏，找回身體的優美線條。

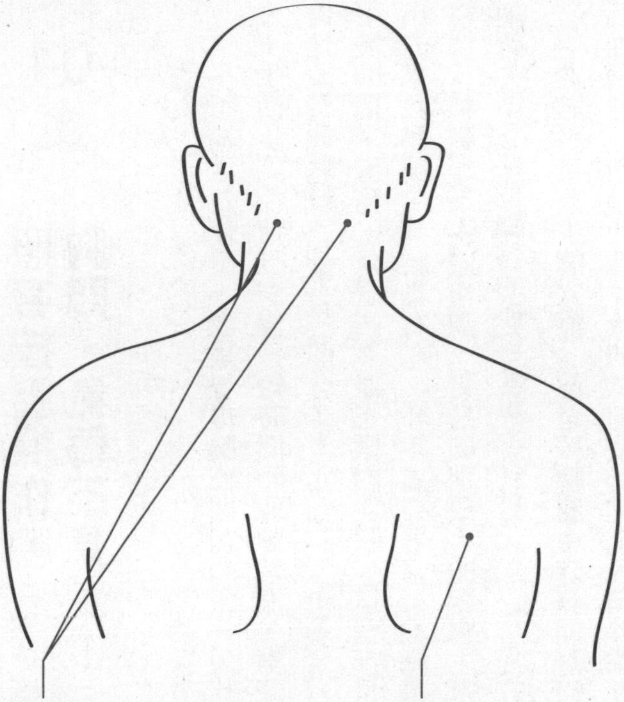

風池穴：
耳後頭枕骨下，髮際內的凹陷處。

天宗穴：
肩胛窩中央凹陷處。

穴中要點

肩背部

風池穴、天宗穴

穴療時程

上述穴道按壓五秒、十次為一個循環，並依情況增減

作用部位：肩背胸部　對應症狀：胸悶、氣虛、暈眩、高血壓

04 照著按壓操作，胸悶、氣弱不見了！

「不知道為什麼，老是覺得胸部悶悶的！」現代人壓力大，生活步調快速且緊湊，短時間的疲憊情況，漸漸累積成慢性疲勞症候群，加上長時間坐著、少運動，導致氣行不順，引發胸悶、胸痛、氣虛、氣血不順的症狀，這些都是身體發出的求救訊號。上胸具有心、肺等重要器官，心臟是人體發電機，肺臟作為人體空調，更是面積最大的器官，幫忙吐舊納新，讓各部位臟器的血氧充足，維持生命的正常運作。

透過平日養生的穴療，像是按壓**膻中穴**有助舒暢心胸、活血通絡、清肺止喘；**大包穴**可安神理氣、消除胸肋脹痛、緩解氣喘；**太衝穴**則可紓緩胸悶、頭痛與手腳僵痲症狀。

穴中要點

胸部
膻中穴、大包穴
腿部
太衝穴

穴療時程

穴道擇其一二，按壓五秒、十次為一個循環，並依情況增減

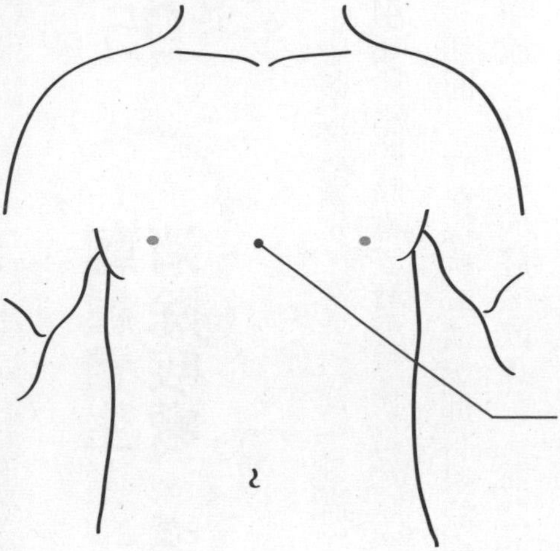

膻中穴：
胸部正中線、兩乳連線的中點處。

大包穴：
側胸腋中線上，第六肋間隙處。

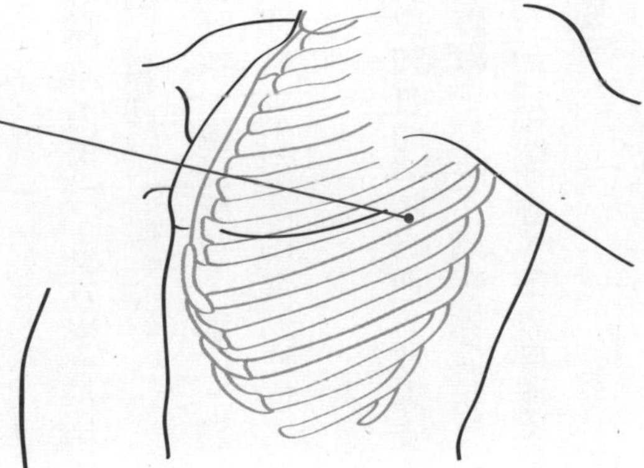

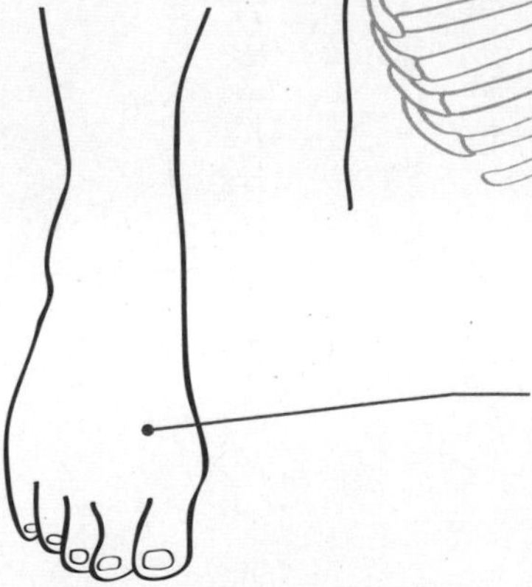

太衝穴：
腳背大拇趾和第二趾指縫間，往上兩寸凹陷處。

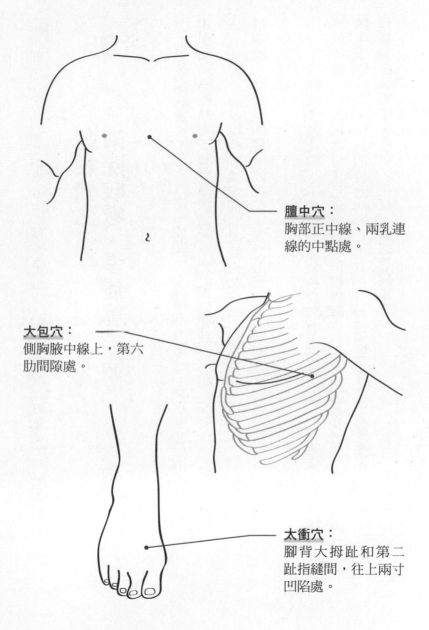

作用部位：肩背胸部　對應症狀：咳嗽、乾嘔、氣喘、多痰、上呼吸道感染、肺炎

05 輕鬆養生，消除咳嗽、多痰等毛病

中醫症狀鑑別，認為六淫「外感」，臟腑「內傷」，交互影響作用於肺臟，才引起所謂的咳嗽，有聲無痰是「咳」，因痰作咳是「嗽」。

然而，許多疾病或情況都有可能引發咳嗽，像是感冒、感染、過敏、胃食道逆流、空污、抽菸、飲食等，需要追根究柢查看引起的真正原因，才能夠有效根治問題。

平日亦可透過按壓以下穴道，像是**俠白穴**有助清肺降逆，放鬆支氣管與肺部的神經，同時幫助分泌乙醯膽鹼，紓緩咳嗽、乾嘔、氣喘等症狀；**太淵穴**屬於手太陰肺經，作為所有脈搏的交會穴，有助通調血脈，改善呼吸系統疾病，包括胸脹、咳嗽、咯血、多痰、胸悶等問題。

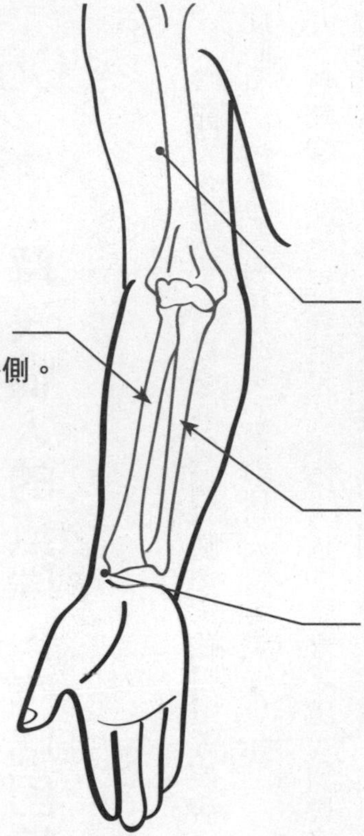
俠白穴：
手臂內側，肱二頭肌橈側緣，腋前紋頭下四寸處。
橈骨，
前臂外側。
尺骨：
前臂內側。
太淵穴：
掌骨和腕骨之間的凹陷處。

穴中要點

手部
俠白穴、太淵穴

穴療時程

上述穴道按壓五秒、十次為一個循環，並依情況增減

作用部位：肩背胸部　**對應症狀：**氣喘、氣虛、急喘、肺炎、咽喉炎、支氣管炎

06

解決惱人的氣喘、哮喘困擾

季節變化之際，容易好發氣喘、肺炎、呼吸道等疾病，此時可以按壓以下對位穴道，幫助自己調息養心。

魚際穴，顧名思義就是，水中大魚的匯聚之處，對應隆起的手掌就像是魚的形狀，邊際則是凹陷處，中醫認為**魚際穴**「化肺經水濕，散發脾土之熱」，有效緩解呼吸系統疾病，像是感冒、肺炎、咽炎、支氣管炎，改善咳嗽、咽喉痛，更能紓緩上班族的滑鼠手（腕隧道症候群）。

列缺穴意味著「天門」，有助紓緩咽痛、肺部疾病；**天突穴**數任脈，能夠調理血氣，改善胸悶、氣喘問題；**膻中穴**位於胸前正中線上方，有助活血通絡、寬胸清肺。

穴中要點

手部
魚際穴、列缺穴
胸部
天突穴、膻中穴

穴療時程

穴道擇其二三，按壓五秒、十次為一個循環，並依情況增減

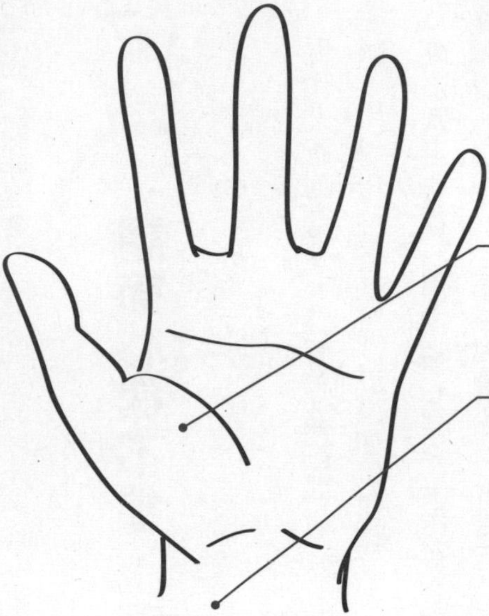

魚際穴：
手掌拇指根部隆起處。

列缺穴：
前臂橈側緣，橈骨莖突上方，腕橫紋上一・五寸。

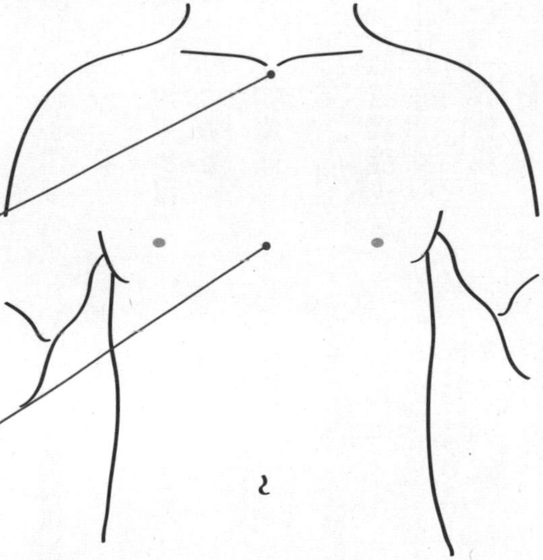

天突穴：
頸前正中線上，鎖骨正中的凹陷處

膻中穴：
胸部正中線、兩乳連線的中點處。

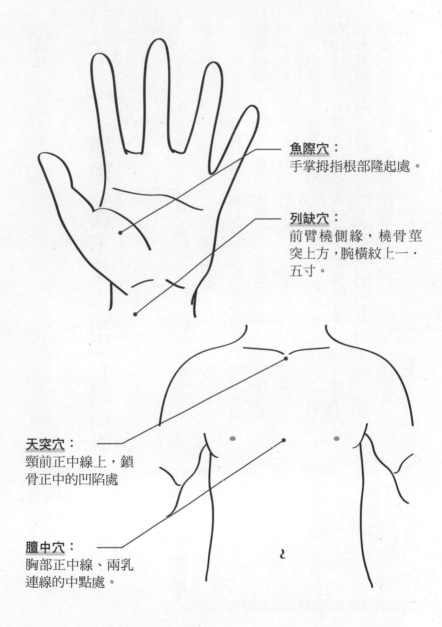

作用部位：肩背胸部　**對應症狀：**心律不整、心搏過速、心臟無力、易喘

07

調節心律不整，強化心臟功能！

穴中要點

手部
少衝穴、合谷穴
腹部
中脘穴、水分穴、關元穴

穴療時程

穴道擇其二三，按壓五秒、十次為一個循環，並依情況增減

現代人運動量少，影響心臟正常功能，因而常有心律不整毛病，平日可按壓以下穴道來加以養護。

少衝穴走心經（手少陰心經），作為心臟的急救穴，可緩解胸悶、心悸、心痛、熱病等；**合谷穴**為手陽明大腸經，作為「止痛大穴」，有助緩解頭痛、胸痛、腹痛等一切痠痛。

中脘穴屬任脈，「脘」有胃的意思，指的是在胃臟的中間，按摩此穴有助降血脂、和胃健脾，改善嘔吐、心血管功能；**水分穴**屬任脈，內應小腸具有「分清別濁」的作用，能利水，消脹、寧心安神；**關元穴**亦屬任脈，中醫稱此為「人體第二個心臟」，有助緩解下腹虛寒、焦慮、失眠、心氣不順等。

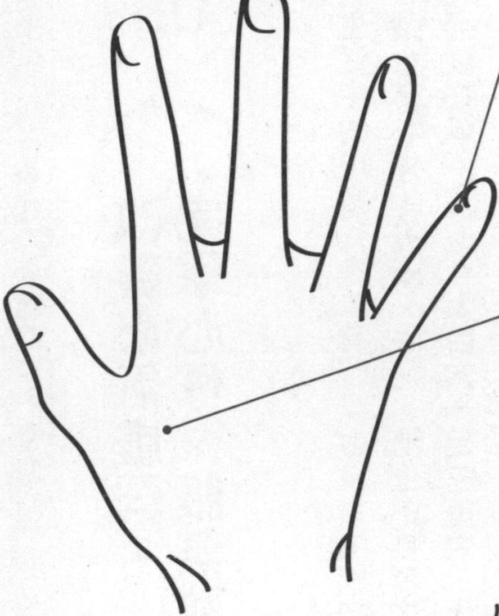

少衝穴：
小指末節內側，距指甲角一分處。

合谷穴：
手部虎口，兩掌骨間，第二掌骨橈側的中間。

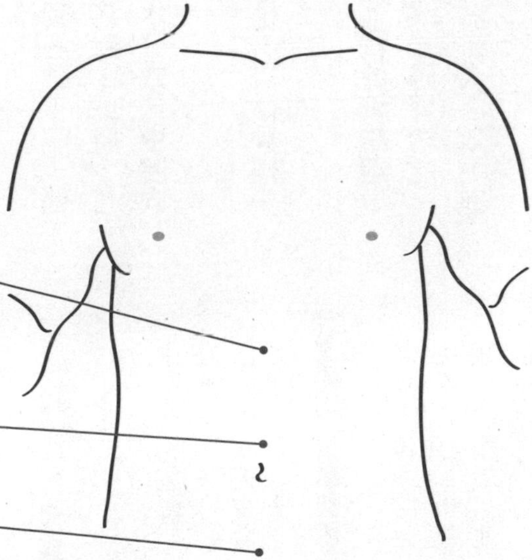

中脘穴：
上腹部，胸骨下端和肚臍連接線中點。

水分穴：
肚臍正上方一指幅處。

關元穴：
肚臍正下方四指幅寬。

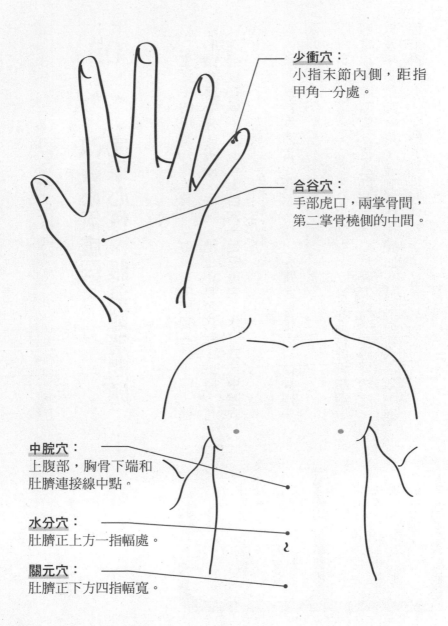

作用部位：肩背胸部　對應症狀：心悸、脹氣、積食、腸漏

08 改善心氣虛弱，完擊心悸、脹氣難消問題……

生活中的煩事一多，有時候會沒來由感到心神不寧，嚴重時還會有心悸、失眠、脹氣、消化不良等症狀，此時，可以透過按壓以下穴道：**太白穴**、**足三里穴**、**水分穴**、**中脘穴**（由下往上），讓自己的情緒紓緩下來。

就西醫角度而言，認為心悸、心跳急促是「自律神經失調」，因交感神經過度亢奮所導致。

針對中醫證型，著重於根源上著力，得先進行虛實辨證，通常以補虛為先，再之袪邪，透過食養方式改善腸胃功能，以及平日勤加穴療，達到滋陰、養血、益氣、清火之效，進而安撫身心，平緩心脈搏動。

穴中要點

腹部
中脘穴、水分穴
腿部
足三里穴、太白穴

穴療時程

穴道擇其二三，按壓五秒、十次為一個循環，並依情況增減

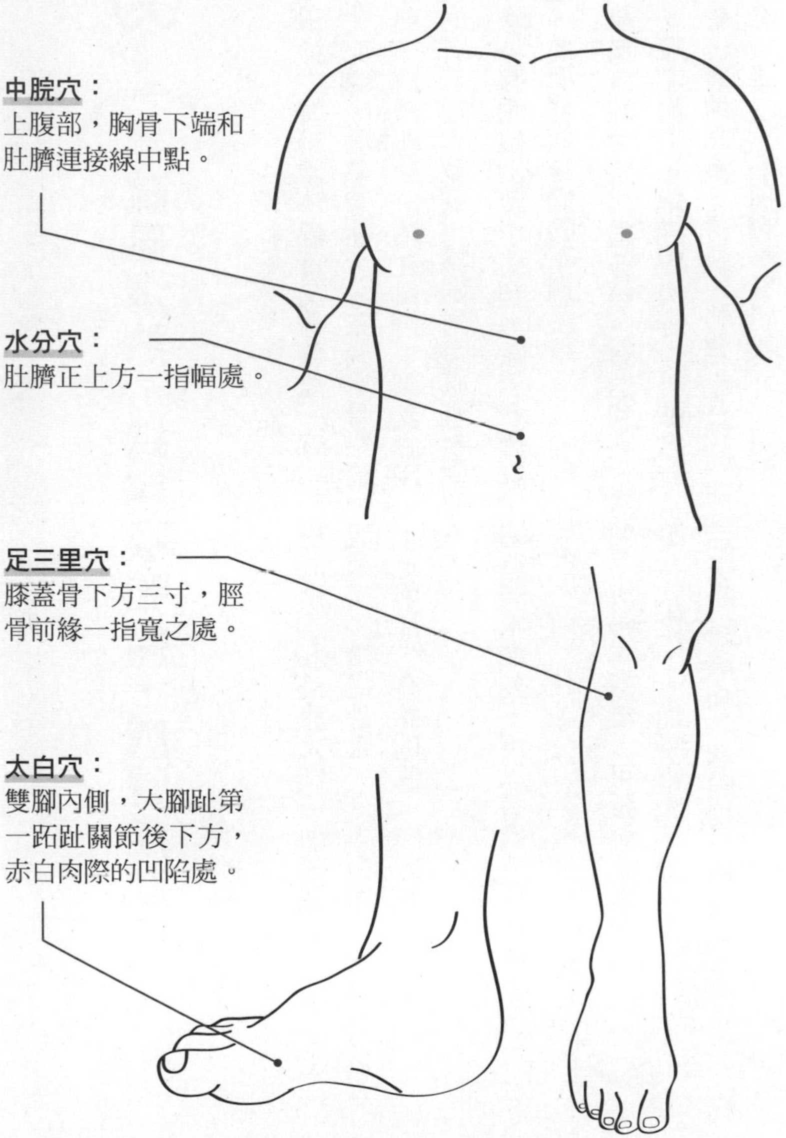
中脘穴：
上腹部，胸骨下端和肚臍連接線中點。
水分穴：
肚臍正上方一指幅處。
足三里穴：
膝蓋骨下方三寸，脛骨前緣一指寬之處。
太白穴：
雙腳內側，大腳趾第一跖趾關節後下方，赤白肉際的凹陷處。

作用部位：肩背胸部　對應症狀：喉嚨痛、喉頭炎、咽喉炎、感冒

09 疏風清熱，緩解喉嚨痛、感冒症狀

根據中醫辨證，感冒又稱傷風、冒寒，指的是風邪侵襲人體，引起頭痛、鼻塞、流涕、發熱等症，《素問・骨空論》說道：「風從外入，令人振寒，汗出頭痛，身重惡寒，治在風府，調其陰陽，不足則補，有餘則瀉。」因此，當人體的御邪能力疲弱，風邪病毒就會乘虛而入。

當身體開始出現小症狀，除了多休息、喝溫開水之外，可以透過按壓對位穴道，進而紓緩身體的不適。

少商穴隸屬手太陰肺經，有助利咽、清熱、醒神、退燒，可緩解咳嗽、喉嚨痛、喉嚨發炎、扁桃腺炎等；**外關穴**為八脈八穴之一，通陽維脈，屬手少陽三焦經，有助疏風、清熱、利脅，改善頭痛、肺炎、喉嚨痛、咽喉炎、腮腺炎、中耳炎、遺尿、手腳麻痹等症狀。

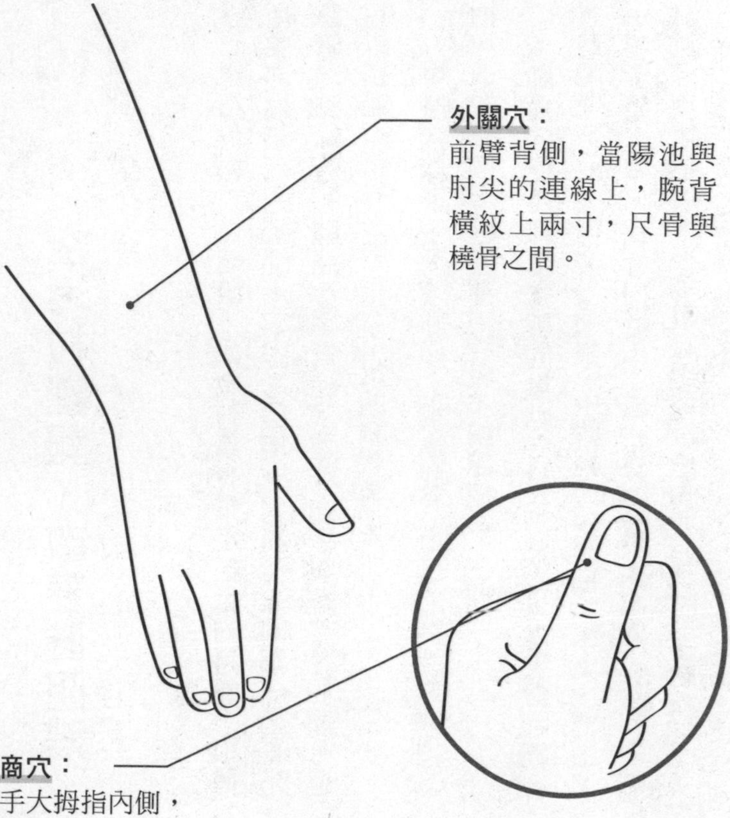

外關穴：
前臂背側，當陽池與肘尖的連線上，腕背橫紋上兩寸，尺骨與橈骨之間。

少商穴：
雙手大拇指內側，距指甲角一分處。

穴中要點
手部
少商穴、外關穴

穴療時程
上述擇其按壓五秒、十次為一個循環，並依情況增減

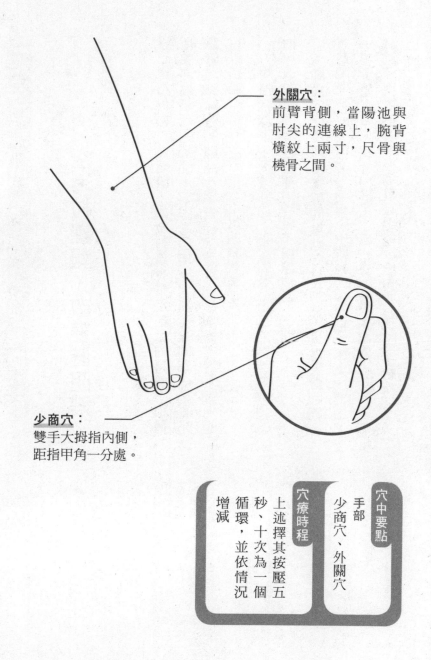

作用部位：肩背胸部　對應症狀：肺阻滯、呼吸不暢、呼吸困難、急喘

10 空污拉警報，改善肺阻滯

空污危害人體健康，如今肺癌有了年輕化的趨勢，根據衛福部最新死因統計，二〇二〇年十大癌症死因第一名正是氣管、支氣管和肺癌。平日除了遠離空污與香菸、油煙，也可以透過按壓「養肺」穴位幫助調養肺功能。

中府穴隸屬手太陰肺經，按壓此穴道，能夠暢通肺經氣血，改善氣喘、肺阻滯、呼吸不暢等症。

肺俞穴作為肺部養護的重點穴位，屬於足太陽膀胱經，有助調理肺氣，清熱，補虛；中醫經典《靈樞．衛氣》寫道：「手太陰之本，在寸口之中。」指的就是**太淵穴**，具有清咽消腫、宣肺平喘、止咳復脈之效，能夠改善呼吸系統疾病。

穴中要點

手部
太淵穴
肩背部
中府穴、肺俞穴

穴療時程

穴道擇其一二，按壓五秒、十次為一個循環，並依情況增減

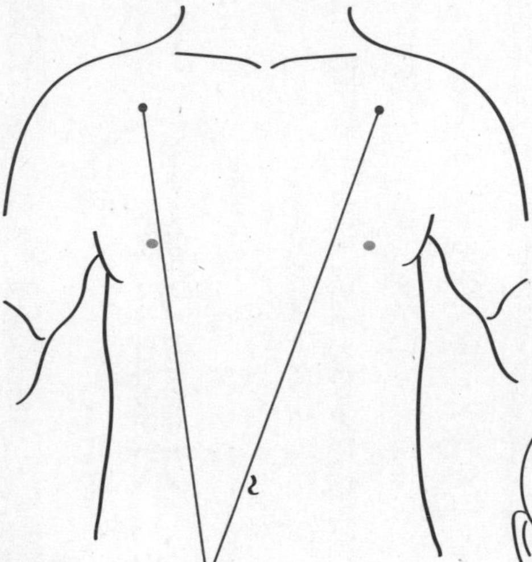

中府穴：

胸前壁外上方，鎖骨下緣，前正中線旁開六寸，與第一肋間隙相平的凹陷處。

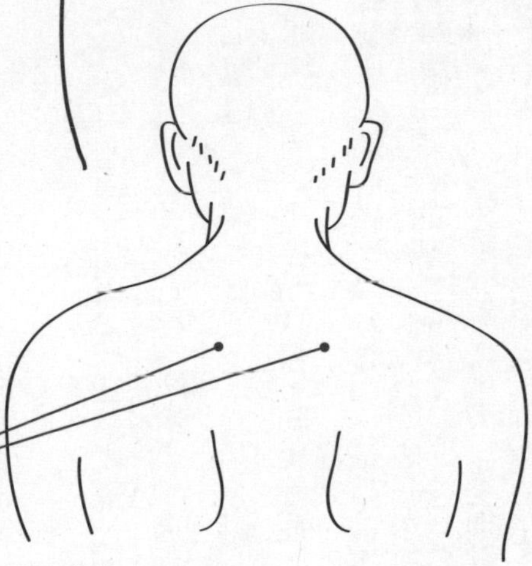

肺俞穴：

背部第三胸椎棘突下（身柱）旁開一·五寸處。

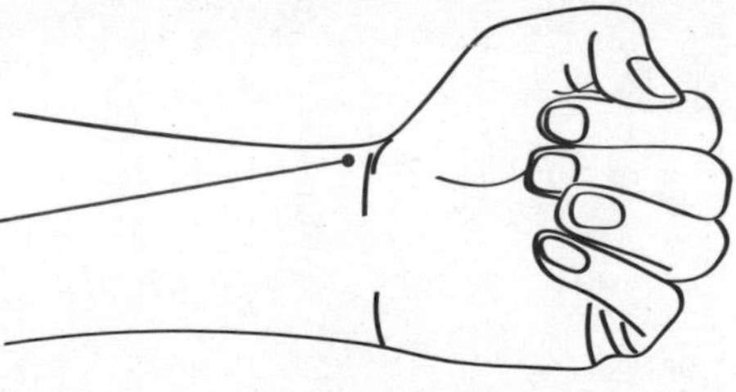

太淵穴：

掌骨和腕骨之間的凹陷處。

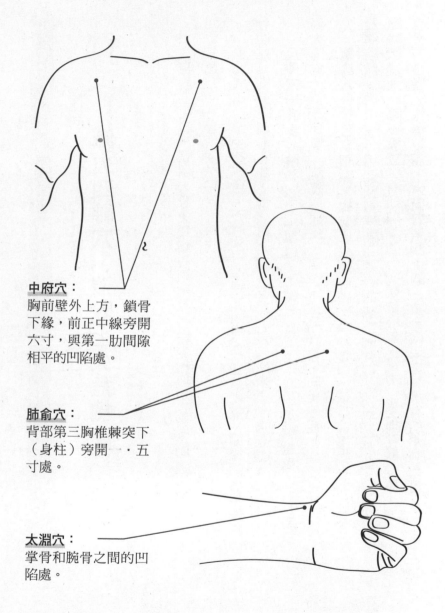

作用部位：肩背胸部　對應症狀：消除心火、火氣大、青春痘、易喘

11 滅火四神穴，消除上火危機！

當身體上火時，整個人難免感到心煩意亂，做起任何事也會不順遂，此時，可以按壓以下「滅火神穴」。

少海穴屬於手少陰心經，《針灸甲乙經》指出：「在肘內廉，節後陷者中」，有助益氣安神、疏心化痰，能緩解心痛、氣逆、健忘，降低焦慮情緒。

尺澤穴屬於少太陰肺經，《靈樞．本輸》寫道：「肘中之動脈也。」有助瀉火降逆，清宣肺氣，能緩解喉炎、咽炎、支氣管炎、肺炎等症。

極泉穴位於腋窩頂點，隸屬手少陰心經，《針灸甲乙經》寫道：「在腋下筋間動脈入胸中」，因此又被稱為「神奇的腋下神穴」，透過按壓此穴道至身體略微感到一陣痠麻感，有助理氣強心，緩解心煩、壓力，進而紓緩心臟不適、心痹、心痛、乾嘔等症。**太衝穴**是腳上的「黃金穴」之一，有助平肝熄風。

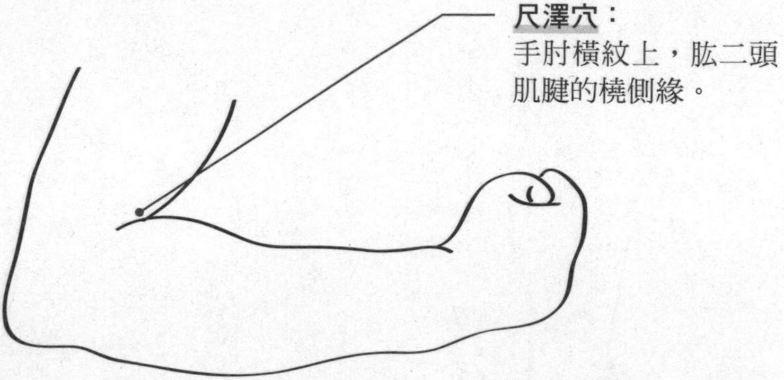
尺澤穴：
手肘橫紋上，肱二頭
肌腱的橈側緣。

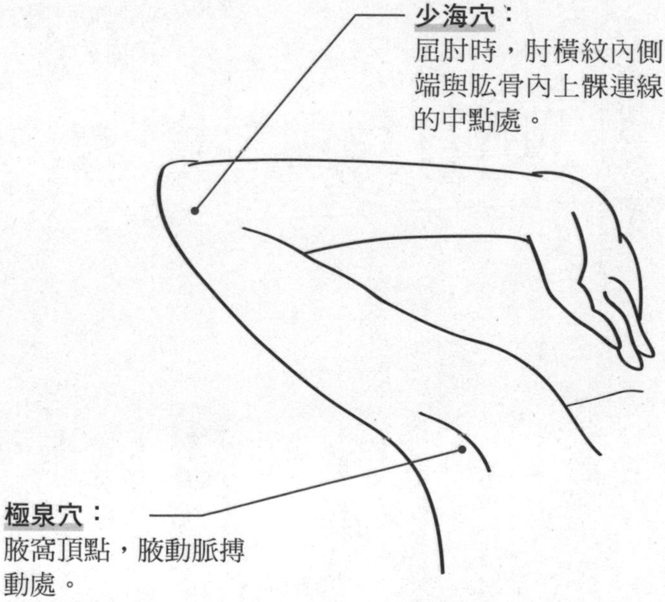
少海穴：
屈肘時，肘橫紋內側
端與肱骨內上髁連線
的中點處。
極泉穴：
腋窩頂點，腋動脈搏
動處。

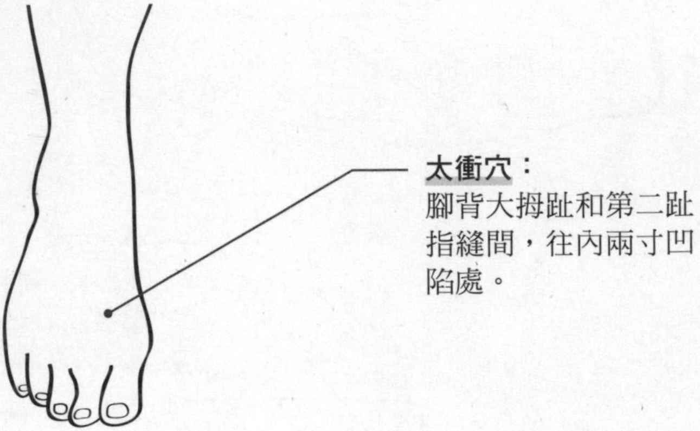
太衝穴：
腳背大拇趾和第二趾指縫間，往內兩寸凹陷處。

穴中要點

手部
少海穴、尺澤穴、極泉穴
腿部
太衝穴

穴療時程

穴道擇其二三，按壓五秒、十次為一個循環，並依情況增減

PART 3

下半身穴療

擊退文明病，

改善胃痛、腰痠、便祕、經痛、陽痿、坐骨神經痛等毛病

現代人工作緊湊忙碌，往往久坐、少動，回到家還要肩負照顧家人的重責大任，因此，忽略了日常養護的重要性，導致一些小痛小病找上門。

除了養成運動習慣，可在短暫的休息時間按壓對位穴道，有助改善腰痠、胃疼、經痛、便秘等症，甚至是難言之隱的泌尿及生殖系統毛病。

作用部位：腸腹腰部　對應症狀：過敏性胃炎、胃食道逆流、胃絞痛、腸胃疾病

01 斷開腸胃道糾結困擾，緩解反酸、胃食道逆流

胃，位於肚臍以上、肋骨以下的上腹部，是人體重要的貯藏和消化食物的器官。《黃帝內經》提出「十二時辰對應臟腑經絡」的養生建議，其中胃經（時間為上午七點至九點）、脾經（時間為上午九點至十一點），根據人體重要吸收營養和接納食物的時段，這些時間內應該應天順時（吃早餐），營養均衡不偏廢，自然喚醒一天的精氣神。元氣充沛，神智自能清明，做起事來得心應手，然而忙碌的現代人往往不吃早餐或是睡過頭，導致脾胃失調。

平日可透過按壓以下穴道：**合谷穴**、**內關穴**（以上手部）、**中脘穴**（以上腹部）、**太衝穴**、**足三里穴**（以上腿部），能紓緩腸胃與消化道器官，改善腸胃炎、胃食道逆流等毛病。此外，動動腳拇指，刺激足太陰經脈，有助防止腹瀉、腹脹、便秘、胃痛等症。

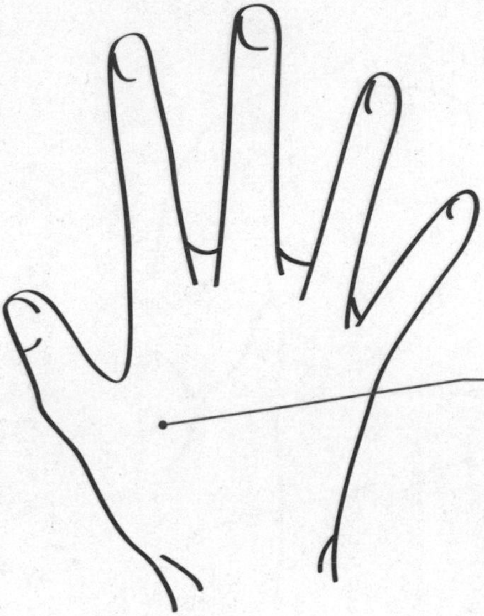

合谷穴：
手部虎口，兩掌骨間，
第二掌骨橈側的中間。

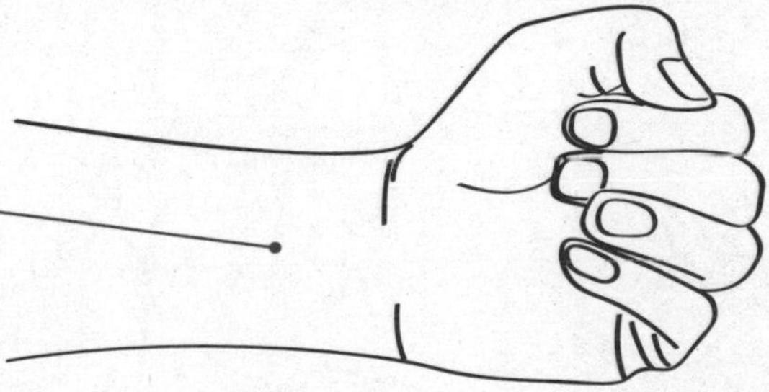

內關穴：
手腕橫紋正中，
沿著兩條筋的中
間往上兩寸。

穴中要點

手部
合谷穴、內關穴
腹部
中脘穴
腿部
太衝穴、足三里穴

穴療時程

穴道擇其二三，按壓五秒、十次為一個循環，並依情況增減

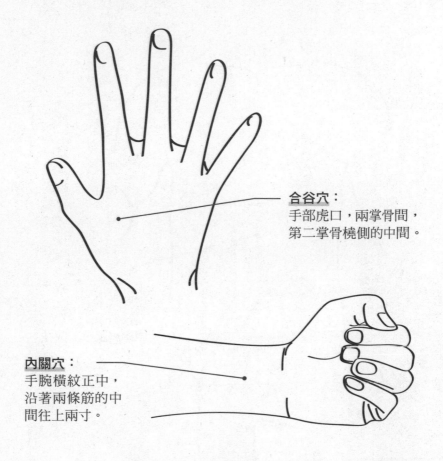

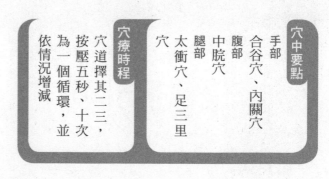

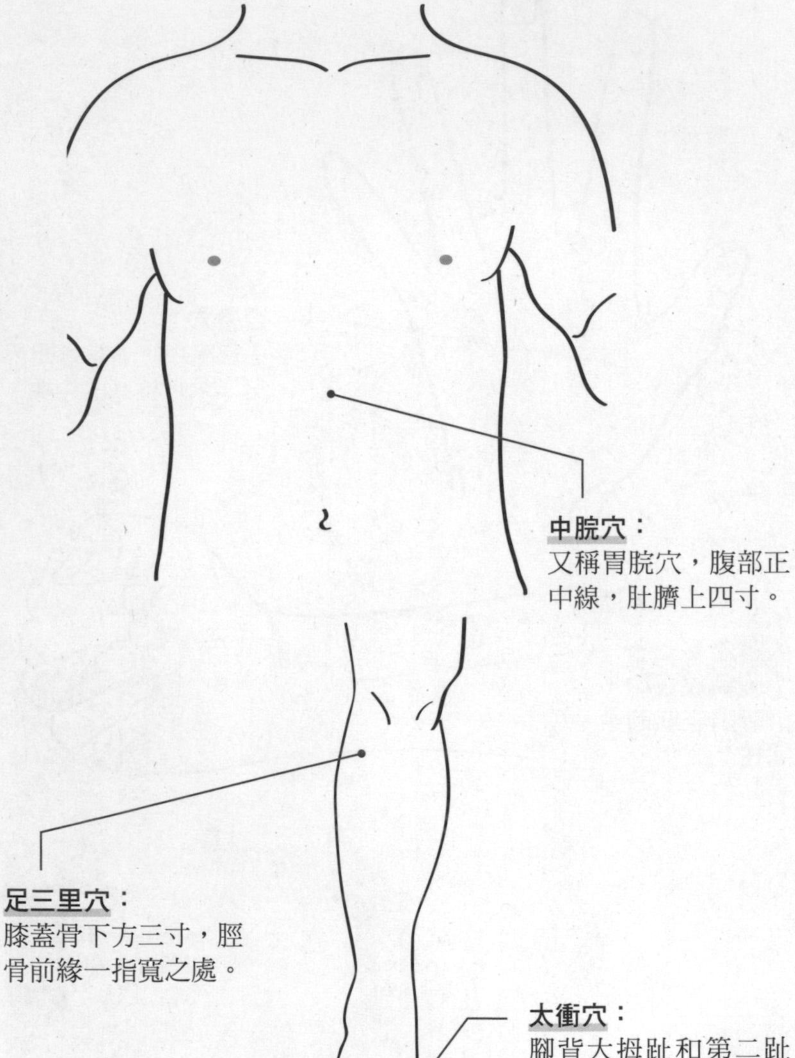
中脘穴：
又稱胃脘穴，腹部正中線，肚臍上四寸。
足三里穴：
膝蓋骨下方三寸，脛骨前緣一指寬之處。
太衝穴：
腳背大拇趾和第二趾指縫間，往內兩寸凹陷處。

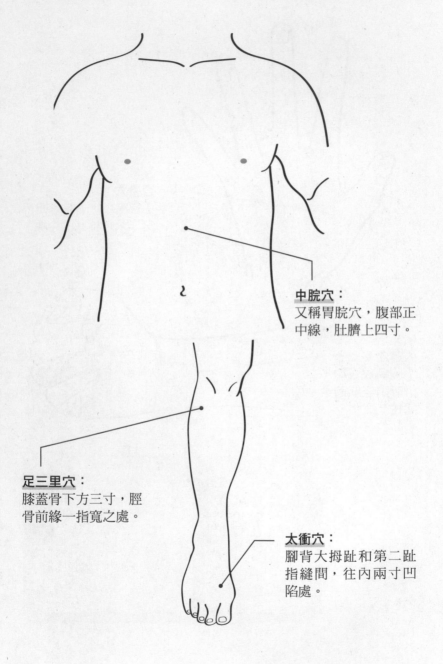

作用部位：腸腹腰部　對應症狀：打嗝、脹氣、消化不良

02 輕鬆解決打嗝、脹氣問題

每個人多多少少都會有打嗝經驗，坊間有許多說法，可以小口喝水七次，或是在水杯上放上筷子，默念「打嗝要喝橋下水」七次，再喝下即可解除症狀。

其實，還有更科學的作法，可嘗試把耳朵摀起來幾分鐘，使神經系統做出反應即可。另外，也能藉由按壓以下穴道：**少商穴**、**內關穴**、**中脘穴**、**水分穴**、**天樞穴**、**關元穴**，遏止擾人的打嗝。

經典醫書《張氏醫通》針對「鼓脹」進行辨證：「夫脹皆脾胃之氣虛弱，不能運化精微，致水穀聚而不散，故成脹滿。」平日飲食需節制有度，細嚼慢嚥，腸胃健康了，人自然不老。若是經常發生積食、腹脹、排便不順，應趕緊就醫檢驗，避免病情惡化。

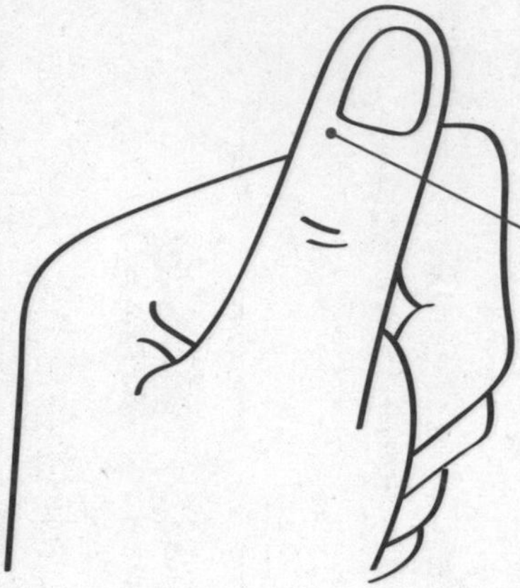

少商穴：
雙手大拇指內側，
距指甲角一分處。

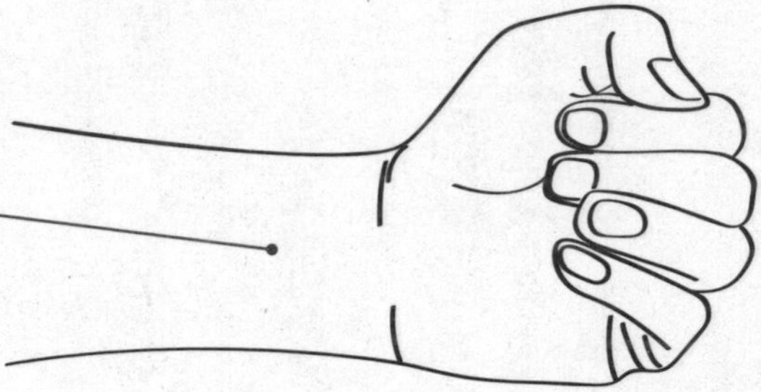

內關穴：
手腕橫紋正中，
沿著兩條筋的中
間往上兩寸。

穴中要點

手部
少商穴、內關穴
腹部
中脘穴、水分穴、
天樞穴、關元穴

穴療時程

穴道擇其二三，
按壓五秒、十次
為一個循環，並
依情況增減

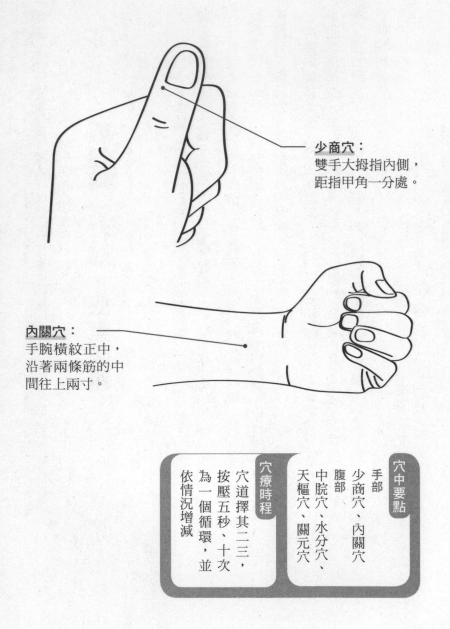

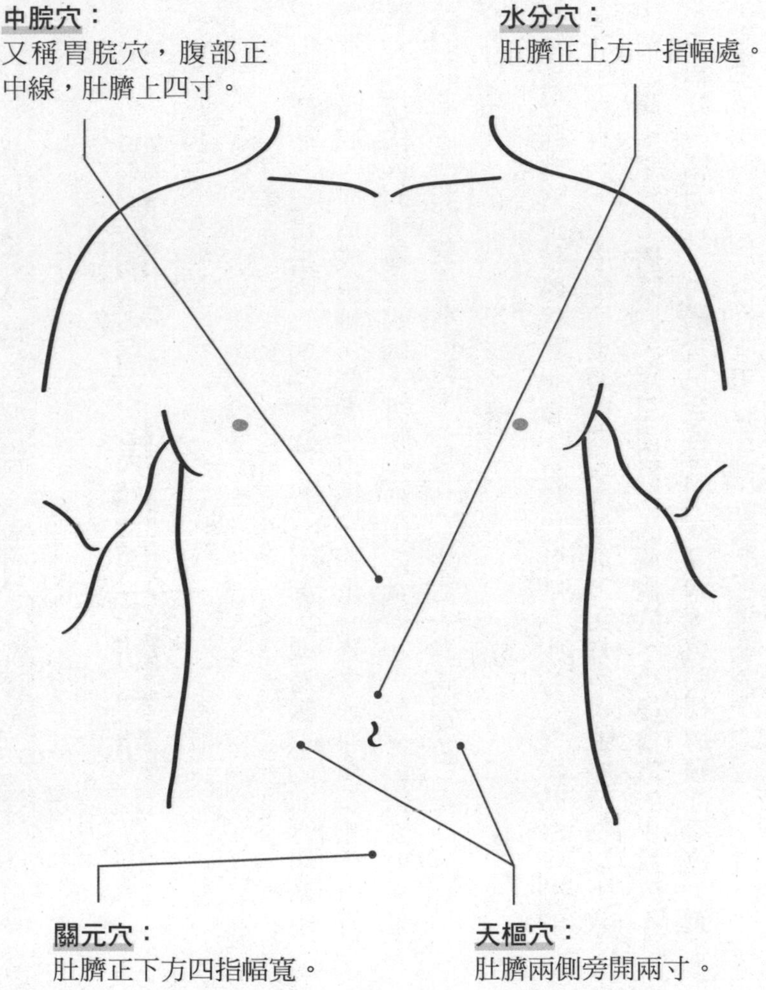
中脘穴：
又稱胃脘穴，腹部正
中線，肚臍上四寸。
水分穴：
肚臍正上方一指幅處。
關元穴：
肚臍正下方四指幅寬。
天樞穴：
肚臍兩側旁開兩寸。

作用部位：腸腹腰部　對應症狀：腸絞痛、腹痛、腸胃炎

03 緩解腸絞痛，快樂養生動一動！

成人的腸絞痛，通常是因為大腸激躁、飲食不潔，或是腸道內血管堵塞，導致營養無法吸收，而造成扭轉、套疊等現象，嚴重時更會缺血而壞死，引發「腸中風」。現代人的種種文明病，可說大多由飲食而起，飲食最需要的正是消化系統的幫助，才能將養分進行轉化、吸收，並運行至各個臟腑、各個器官，發揮應有的效用。

平日可透過腹部穴道按摩保養腸胃，直接以肚臍為中心，採順時鐘畫圓的方式（左右手皆宜），可搭配使用薄荷或玫瑰精油。另外，可依序按壓以下穴位（腿↓背↓腹↓手）：**豐隆穴**、**足三里穴**、**大腸俞穴**、**小腸俞穴**、**中脘穴**、**水分穴**、**天樞穴**、**關元穴**、**內關穴**、**合谷穴**、**支溝穴**，有助緩解腹部疼痛、養腸護胃、排毒清腸（每穴停留約兩至三分鐘，整體反覆數次）。

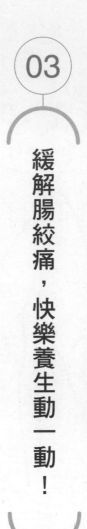

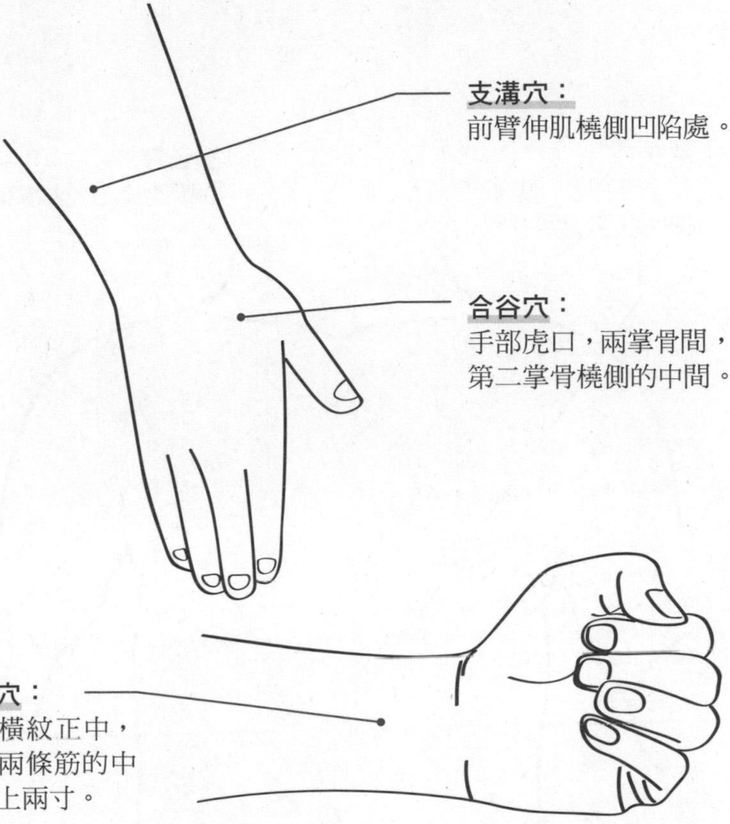
支溝穴：
前臂伸肌橈側凹陷處。
合谷穴：
手部虎口，兩掌骨間，
第二掌骨橈側的中間。
內關穴：
手腕橫紋正中，
沿著兩條筋的中
間往上兩寸。

穴中要點

手部
內關穴、合谷穴、支溝穴
腹部
中脘穴、水分穴、天樞穴、關元穴
背部
大腸俞穴、小腸俞穴
腿部
豐隆穴、足三里穴

穴療時程

穴道擇其二三，按壓五秒、十次為一個循環，並依情況增減

中脘穴：
又稱胃脘穴，腹部正中線，肚臍上四寸。

水分穴：
肚臍正上方一指幅處。

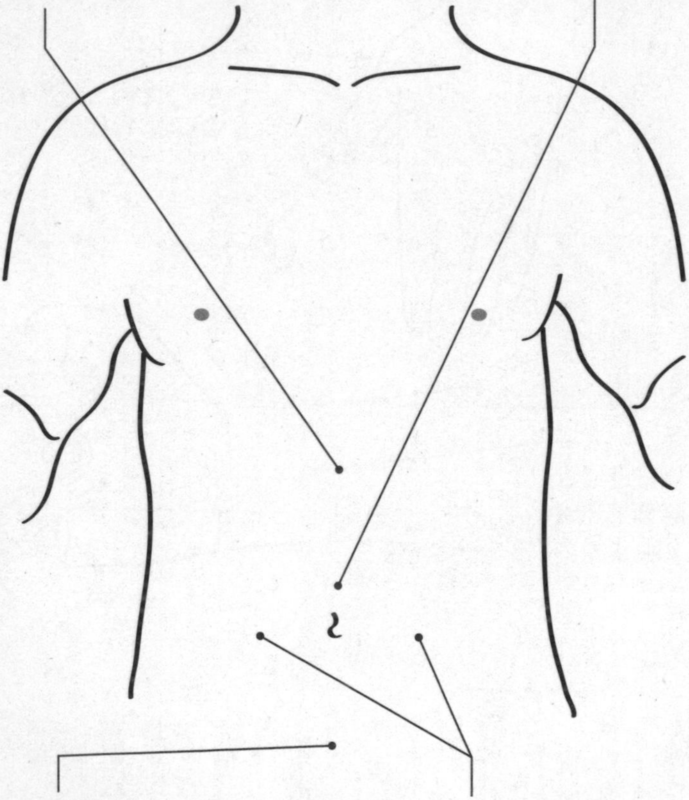

關元穴：
肚臍正下方四指幅寬。

天樞穴：
肚臍兩側旁開兩寸。

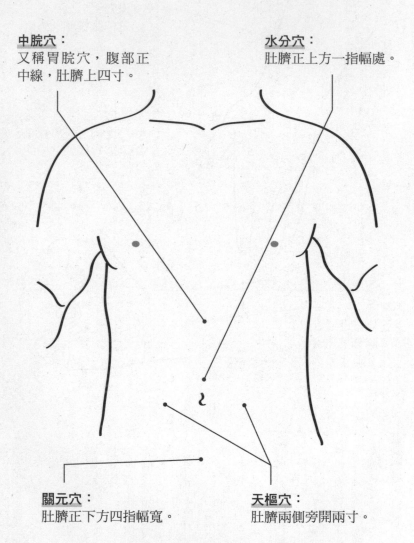

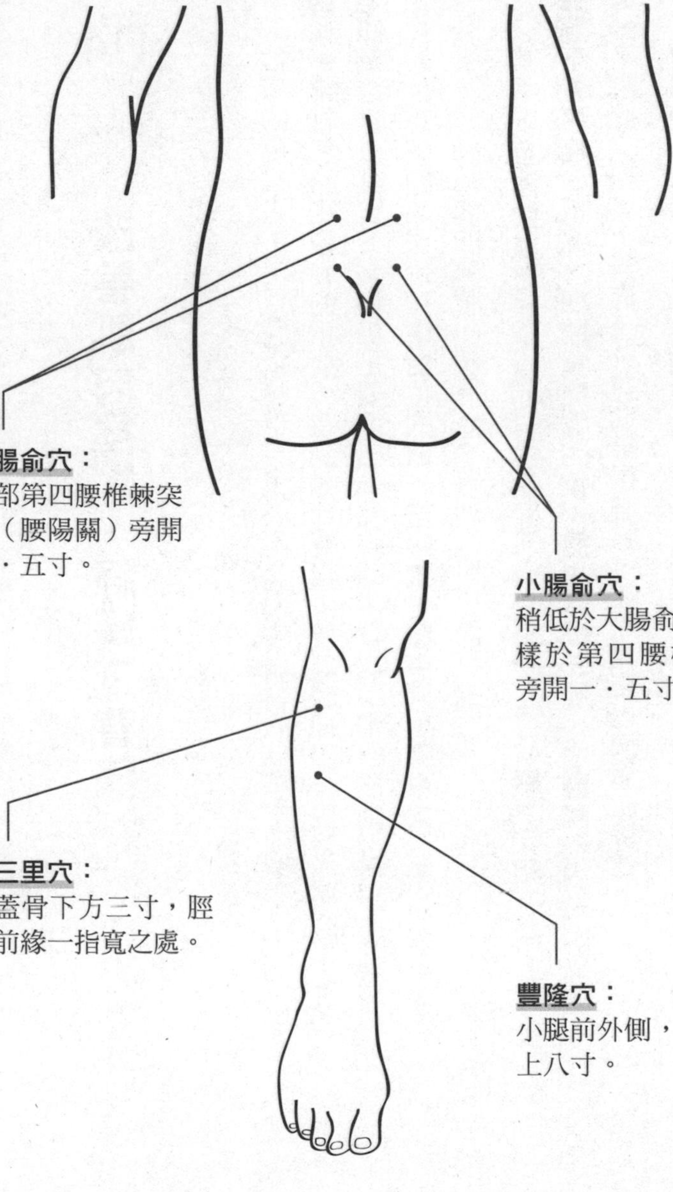

大腸俞穴：
腰部第四腰椎棘突下（腰陽關）旁開一・五寸。

小腸俞穴：
稍低於大腸俞穴，同樣於第四腰椎棘突旁開一・五寸。

足三里穴：
膝蓋骨下方三寸，脛骨前緣一指寬之處。

豐隆穴：
小腿前外側，外踝尖上八寸。

作用部位：腸腹腰部　**對應症狀：**肌肉痙攣、下背痛、氣噎、煩滿

04 改善肌肉痙攣，紓緩下背痛

忙碌的現代人，平日除了趕著上下班，有些還得肩負照顧家人的重責大任，因此，常常忽略了運動的重要，時間如此寶貴，要怎麼抽出一段時間運動，真是難為之事！其實，平日仍是要抽出一些時間，養成固定的運動習慣，或是於工作的休息時間，透過按壓對位穴道：**至陽穴**、**膻中穴**、**脊中穴**、**承筋穴**，改善久坐、少動造成的氣噎、煩滿、下背痛、肌肉痙攣等問題。

其中，**至陽穴**屬督脈，有助益氣泄熱、利胸膈、清肝膽，安和五臟，可緩解下背疼痛、胃痛、四肢重痛等困擾；**膻中穴**屬任脈，中醫說「內為宗氣之海」，因此又稱「上氣海」，有助舒暢心胸、活血通絡，使氣血暢通。

脊中穴屬督脈，有助調節胃痛、腰脊強痛等症；**承筋穴**有助腰腿痲利、調和大腸、便秘問題，緩解腰腿痠疼。

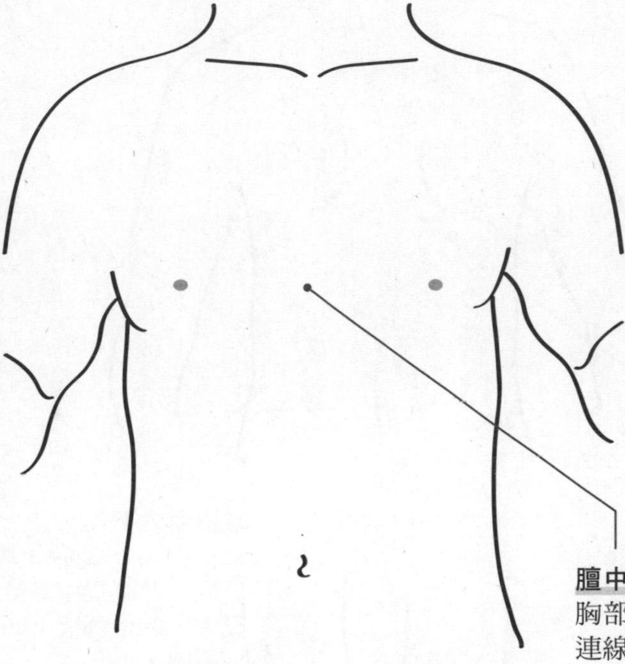

穴中要點

胸部
膻中穴
背部
至陽穴、脊中穴
腿部
承筋穴

穴療時程

穴道擇其二三，按壓五秒、十次為一個循環，並依情況增減

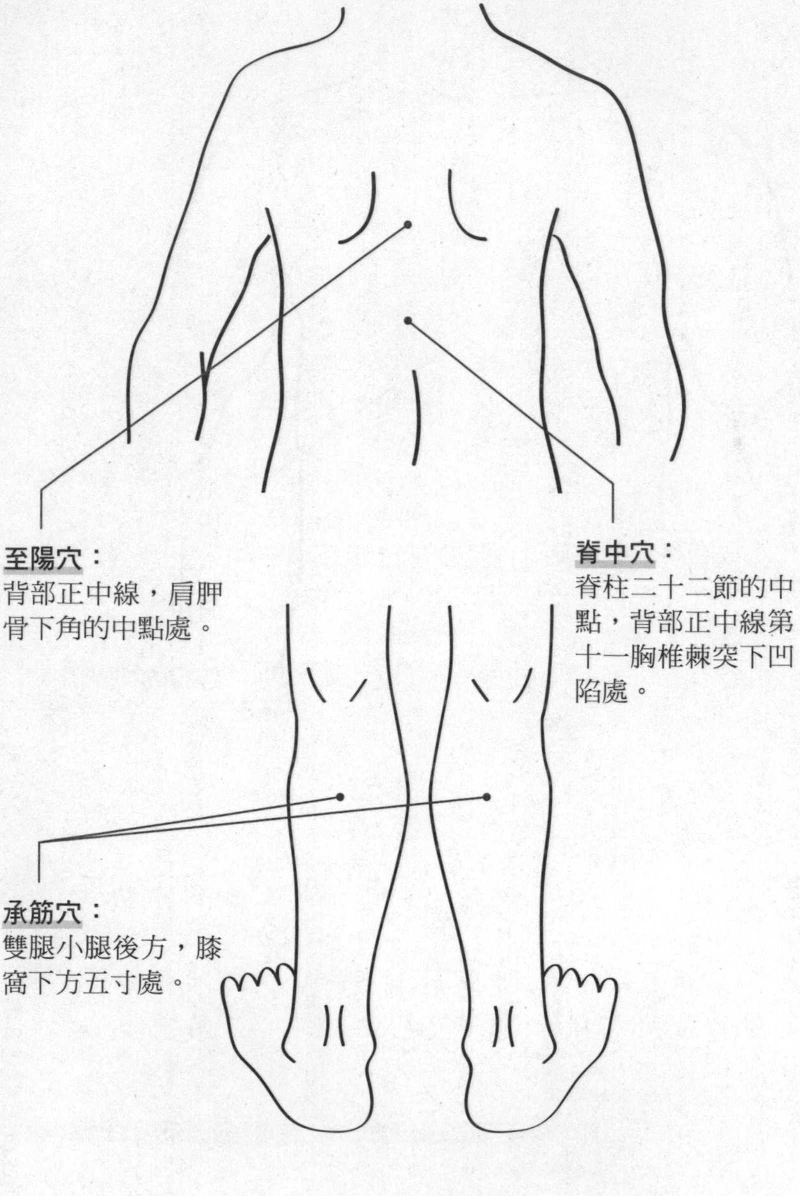
至陽穴：
背部正中線，肩胛
骨下角的中點處。
脊中穴：
脊柱二十二節的中
點，背部正中線第
十一胸椎棘突下凹
陷處。
承筋穴：
雙腿小腿後方，膝
窩下方五寸處。

作用部位：腸腹腰部　**對應症狀：**腰痠、胃炎、腎炎、下肢疾患、坐骨神經痛

05 完治腰痠、坐骨神經痛，上班族、久坐族必學！

許多疾病通常都伴有腰痛症狀，加上腰部上連背膂、下接尻尾、中為脊柱，有時候還會引發一連串的疼痛效應，例如：腰脊痛、腰背痛、腰膝無力、坐骨神經痛等問題，平日可透過簡易的對位穴道按摩，保養腰部、脊椎。

天樞穴為足陽明胃經，《類經》張景岳註：「樞，樞機也。居陰陽升降之中是為天樞。」有助疏調大腸，理氣消滯，改善胃炎、下痢、腹痛、便秘及水腫。

志室穴隸屬足陽明膀胱經，《靈樞．本神》指出其「腎藏精，精舍志」，有助益腎、健腰，能改善腰痛、腎炎、攝護腺炎、陰部腫痛、遺精、陽痿等症。

承山穴同屬足陽明膀胱經，有助舒筋活血、利腰腿，能夠紓緩腰腿痠疼、坐骨神經痛、下肢疾患、小腿及足跟痛、疝氣等。

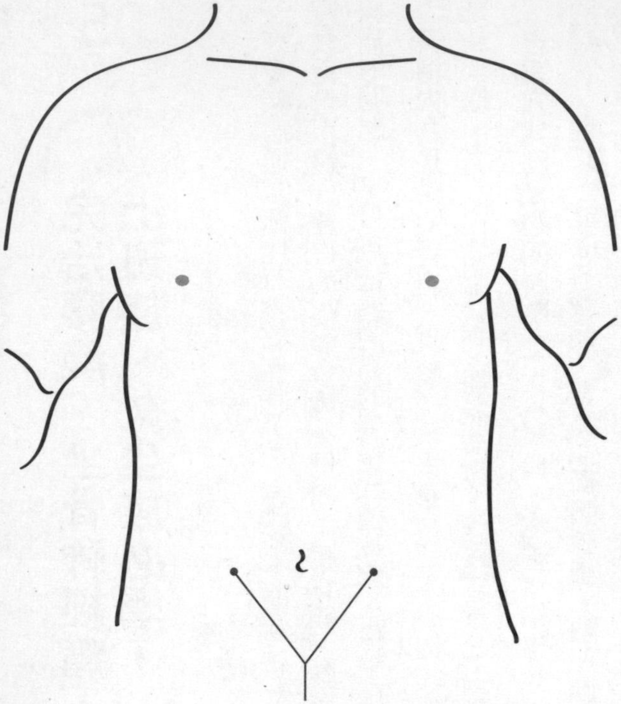

天樞穴：
肚臍兩側旁開兩寸。

穴中要點

腹部
天樞穴
背部
志室穴
腿部
承山穴

穴療時程

穴道擇其一二，按壓五秒、十次為一個循環，並依情況增減

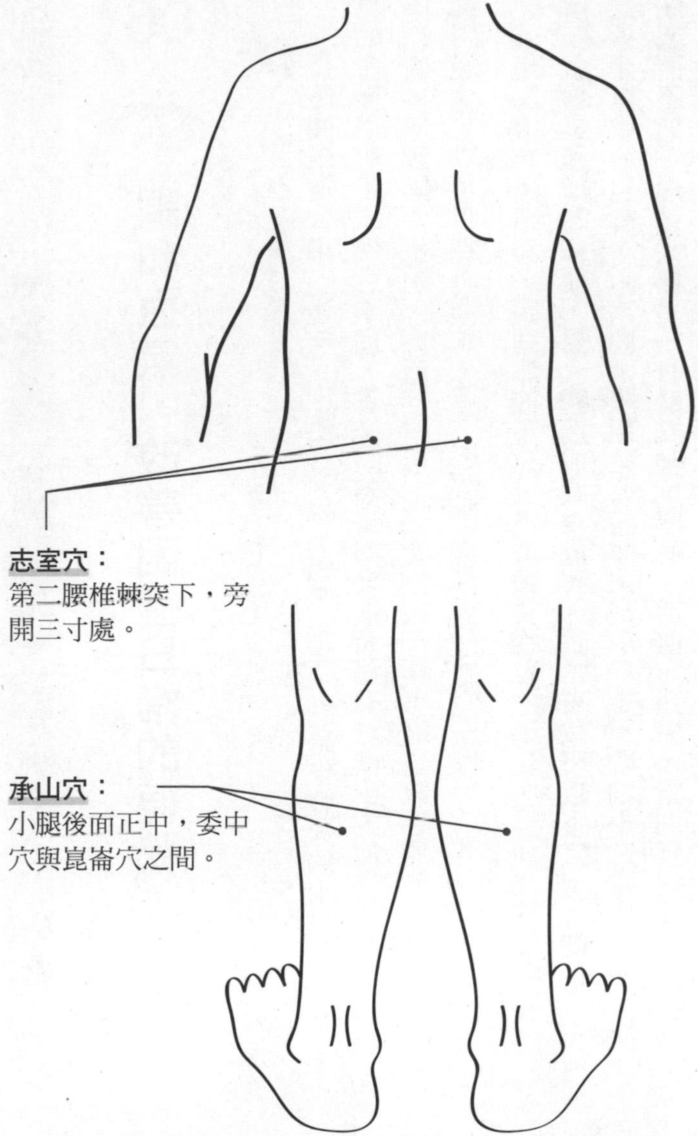
志室穴：
第二腰椎棘突下，旁開三寸處。
承山穴：
小腿後面正中，委中穴與崑崙穴之間。

作用部位：腸腹腰部　**對應症狀：**便祕、痔瘡、肛門瘙癢、脫肛、肛裂、心悸、咳嗽

06 調和血氣，改善困擾日常的便祕！

「長時間坐辦公桌，秘結、痔瘡容易找上門？」除了老是坐整天的上班族，常見的產後便秘，或便意不盡，正是因為長期坐臥而運動量減少，加上膳食補充不均衡，導致排便不順、痔瘡等情形，深究原因，極可能是缺乏運動、粗纖維食用過少，以及腹腔肌退化，連帶影響腸道推進和蠕動的力道。

若是腸道有所阻滯，臟腑津液不足，將導致食物難以消化、殘渣無法順利排解，就會累積成為宿便，對人體造成嚴重危害。日常可按壓以下穴道：**間使穴**屬於手厥陰心包經，《素問．靈蘭秘典論》記載：「主不明則十二官危，使道閉塞而不通，形乃大傷。」有助安神、寧心、活血、通脈，幫助紓緩咳嗽、心悸、胸痹、煩躁等症；**二白穴**隸屬經外奇穴，源於《扁鵲神應針灸玉龍經》，更是治療便祕、痔瘡的效穴，有助調和血氣，緩急止痛。

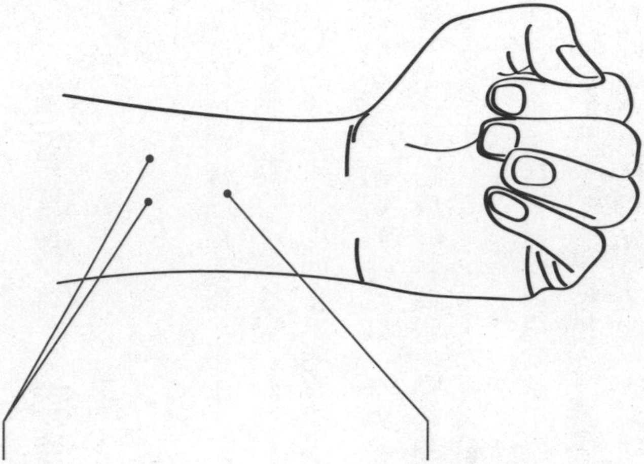

二白穴：
前臂前區，腕掌側遠端橫紋上四寸，橈側腕屈肌腱的兩側。

間使穴：
前臂掌側，腕橫紋上三寸，掌長肌腱與橈側腕屈肌腱之間。

穴中要點
手部
間使穴、二白穴

穴療時程
上述穴道按壓五秒、十次為一個循環，並依情況增減

作用部位：腸腹腰部　對應症狀：痔瘡、痔漏、下血、血便、肛門搔癢、脫肛、肛裂

07 簡單這樣做，痔瘡不再來！

痔瘡，肛門內側的靜脈叢充血、擴張，又分為內痔與外痔，好發於便祕一族、經常腹瀉、用力久便、久坐久站、肥胖，以及機能衰退者身上。若是懷孕、壓力過重、飲酒，或是經常重油、重鹹者，也容易罹患此症。

平日應避免久坐，適切起身走動，久站者也要適量休息，才不會使肛門附近血液無法順利循環，造成靜脈曲張、便秘和痔瘡發生，同時減少攝食刺激性食物、多食用高纖食材。

日常可透過按壓對症穴道：**商陽穴**屬手陽明大腸經，有助泄熱止痙、清熱解表，疏通大腸經的經絡末端幫助排毒；**會陰穴**屬任脈，作為「人體的地戶穴」下接地氣，有助調節生理和生殖功能，改善頻尿、便血、便秘、痔瘡、婦科等病；**二白穴**屬經外奇穴，有助緩急止痛，改善痔瘡、痔漏、下血、脫肛等問題。

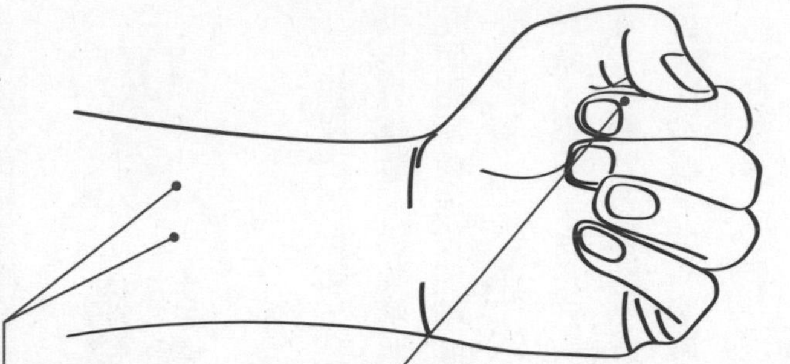

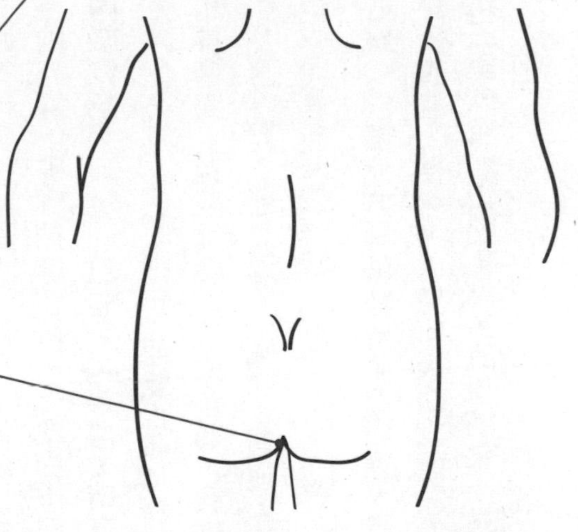

二白穴：
前臂前區，腕掌側遠端橫紋上四寸，橈側腕屈肌腱的兩側。

商陽穴：
食指末節內側，距指甲角一分處。

會陰穴：
會陰部，男性為陰囊根部與肛門連線的中點；女性為大陰唇後聯合與肛門連線的中點。

穴中要點

手部
商陽穴、二白穴
臀部
會陰穴

穴療時程

穴道擇其一二，按壓五秒、十次為一個循環，並依情況增減

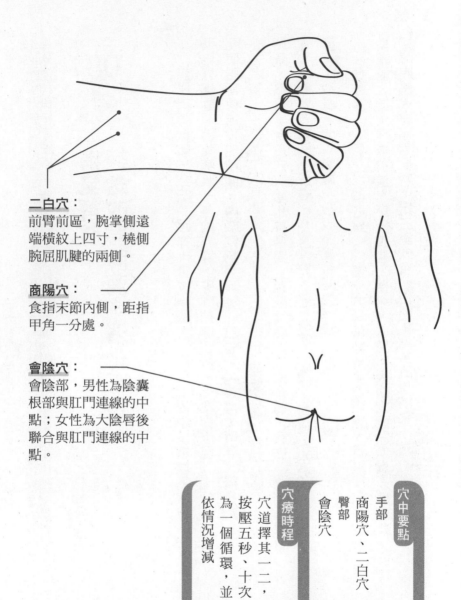

作用部位：腸腹腰部　對應症狀：腹脹、腹瀉、暈車、嘔吐、消化系統問題

08 消氣解脹，輕鬆改善腹瀉、消化不良

想要消脹順氣，參照「腹部排毒按摩法」，每日可依序按壓以下穴道，有助腸胃蠕動、消氣解脹，各兩分鐘，畫圓循環往復，一次約十至二十分，可搭配使用薄荷或玫瑰精油。**內關穴**屬手厥陰心包經，《靈樞・衛氣》稱其為「手心主之本」，按摩此穴有助寧心安神、寬胸降逆、理氣止痛，紓緩腸鳴、泄瀉、頭暈、熱病；**合谷穴**有助和胃通腸，疏散風邪，改善頭痛、腹痛、經痛、感冒等；**中脘穴**有助利水降逆、和胃健脾，改善腹脹、嘔吐、黃疸；**水分穴**能利水，排濕、消脹、改善水腫，被視為減重必用穴位。

此外，「人體第二個心臟」的**關元穴**有助緩解下腹虛寒、疼痛；**天樞穴**有助疏調大腸，理氣消滯，紓緩腹痛、便秘、水腫；**太白穴**能調氣機，助運化，緩解腹瀉、胃痛等症狀；**足三里穴**有助清熱化濕，改善消化不良。

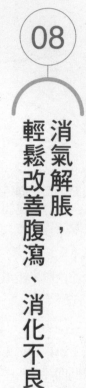

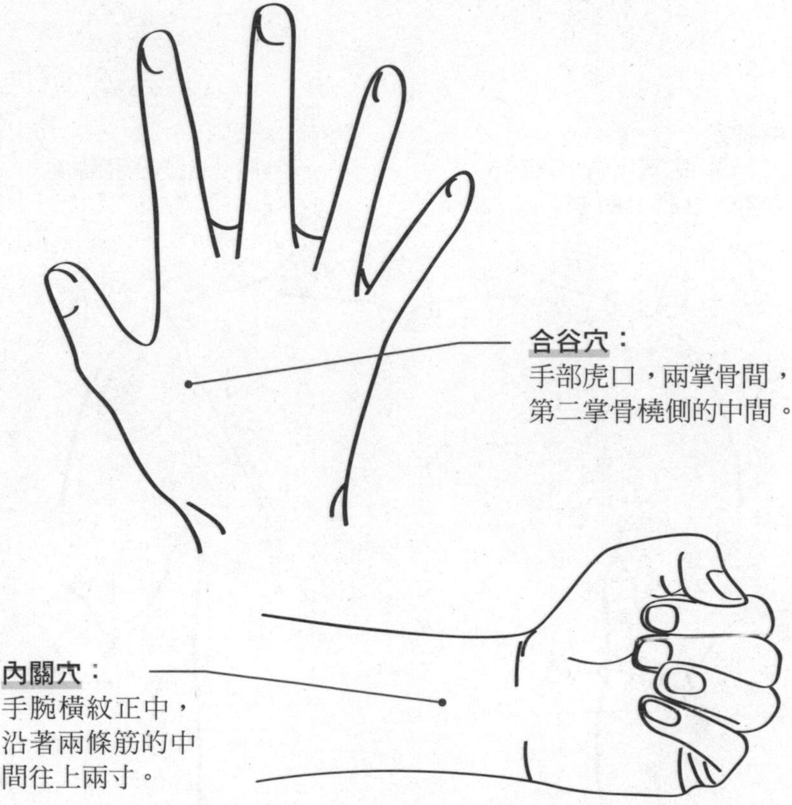
合谷穴：
手部虎口，兩掌骨間，
第二掌骨橈側的中間。
內關穴：
手腕橫紋正中，
沿著兩條筋的中
間往上兩寸。

穴中要點

手部
內關穴、合谷穴
腹部
中脘穴、水分穴、關元穴、天樞穴
腿部
足三里穴、太白穴

穴療時程

穴道擇其二三，按壓五秒、十次為一個循環，並依情況增減

中脘穴：
又稱胃脘穴，腹部正中線，肚臍上四寸。

水分穴：
肚臍正上方一指幅處。

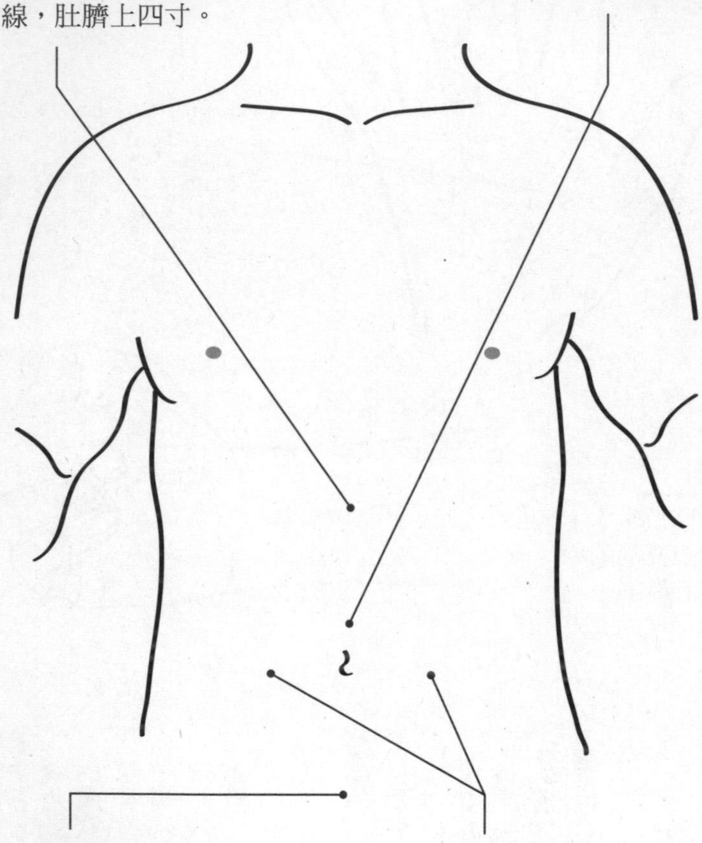

關元穴：
肚臍正下方四指幅寬。

天樞穴：
肚臍兩側旁開兩寸。

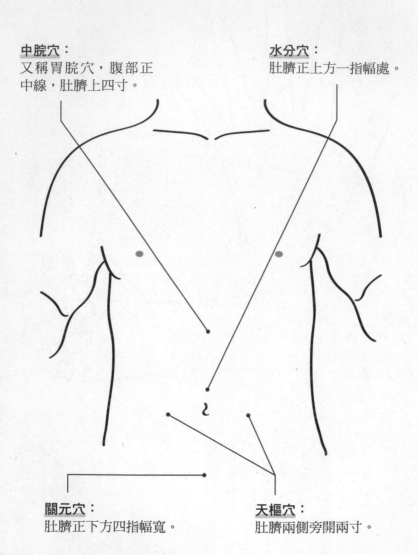

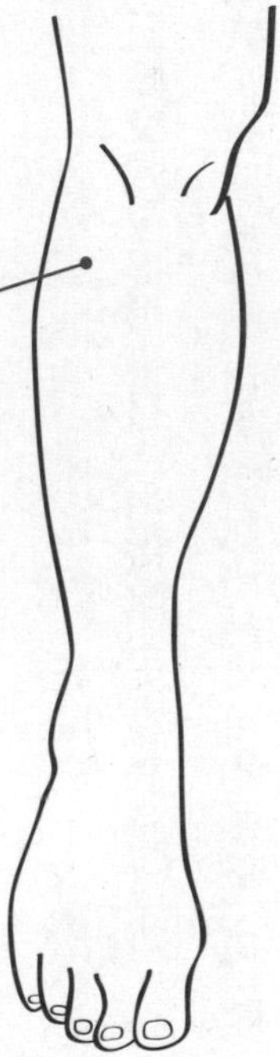

足三里穴：
膝蓋骨下方三寸，脛
骨前緣一指寬之處。

太白穴：
雙腳內側，大腳趾第
一跖趾關節後下方，
赤白肉際的凹陷處。

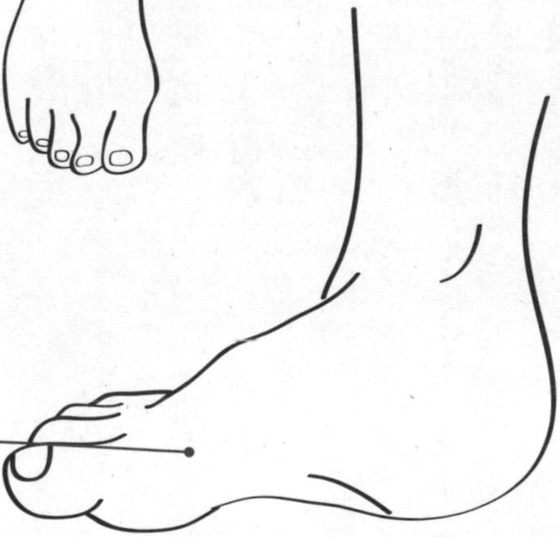

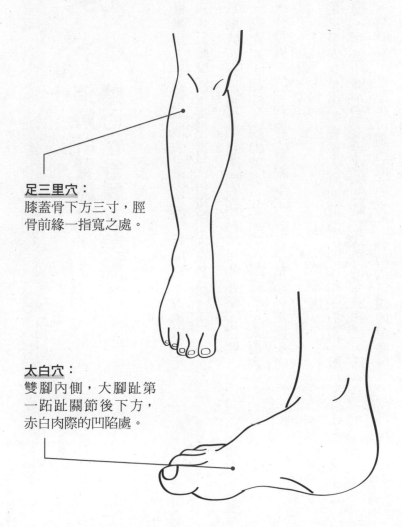

作用部位：腸腹腰部　**對應症狀：**過敏性肝炎、肝病、膽心綜合症候群、經痛、腹鳴

09

消解肝腎鬱結，讓心情舒暢又美麗！

肝臟排毒，首選「四穴按壓法」：**行間穴**、**太衝穴**、**足三里穴**、**三陰交穴**，提供平日穴道按摩，進行肝膽排毒。

行間穴，有助清肝明目、熄風清熱，可治頭暈、目眩、肝病、高血壓、癲癇、視力減退、結膜炎、陽痿等；**太衝穴**有助平肝熄風、清熱利膽，紓緩心火、肝炎、驚癇、高血壓、手指震顫、震顫性麻痹等。

足三里穴為足陽明胃經，有助清熱化濕、和腸消滯，改善腹鳴、腹脹、消化不良等疾；**三陰交穴**為足太陰脾經，補脾土，益肝臟，助運化，調和血室精宮，有助改善體內濕熱、水腫、濕疹、經痛、泌尿生殖系統疾患等。

穴中要點

腿部

行間穴、太衝穴、足三里穴、三陰交穴

穴療時程

穴道擇其二三，按壓五秒、十次為一個循環，並依情況增減

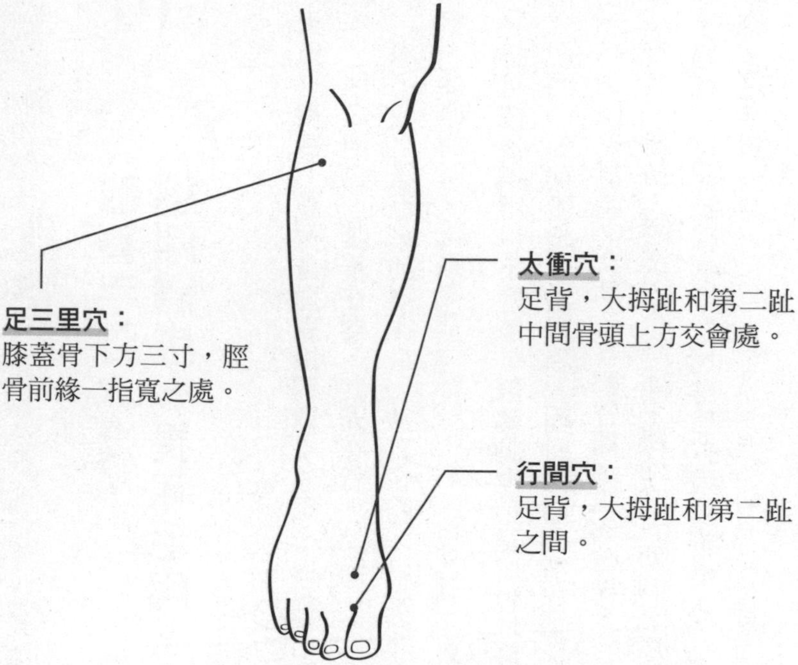
足三里穴：
膝蓋骨下方三寸，脛骨前緣一指寬之處。
太衝穴：
足背，大拇趾和第二趾中間骨頭上方交會處。
行間穴：
足背，大拇趾和第二趾之間。

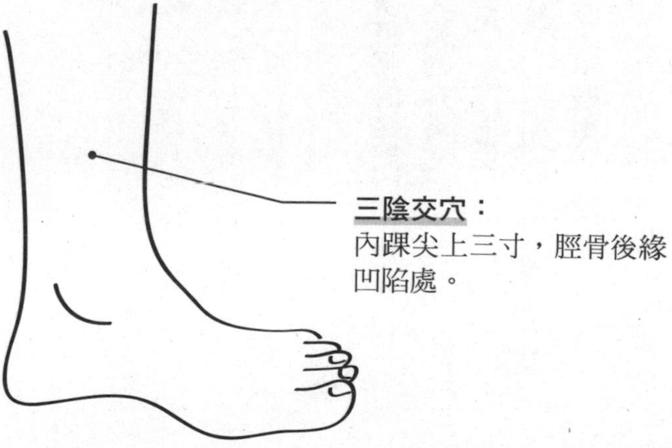
三陰交穴：
內踝尖上三寸，脛骨後緣凹陷處。

作用部位：腸腹腰部　對應症狀：手腳冰冷、體虛、體寒、四肢無力、瀉心火

10 改善手腳冰冷，遠離體虛、畏寒毛病

天氣一變冷，整個身體就冷颼颼！《黃帝內經》記載：「腎者，主蟄，封藏之本，精之處也，其華在髮，其充在骨，為陰中之少陰，通於冬氣。肝者，罷極之本，魂之居也，其華在爪，其充在筋，以生血氣。」唯有腎氣充足、平肝熄風、活血通絡，使臟器都能養精蓄銳，自然就不會體虛畏寒。

平日可按揉指壓以下穴道，幫助調理精氣，包括隸屬督脈的**命門穴**，意即「生命之門」，利腰脊、溫腎陽、理血清熱，被譽為「人體的長壽穴」，能夠導引下丹田匯聚能量，有助改善腰脊痛、肌肉萎縮、脊椎炎、腰膝痠軟、背痛、體寒、腎虛、遺精、陽痿、不孕症；**陽池穴**有助調三焦原氣，改善頸痛、肩痛、感冒、扁桃腺炎、糖尿病；按壓**勞宮穴**有助瀉心火、清血熱；**關衝穴**則能緩解咽喉炎、更年期不適。

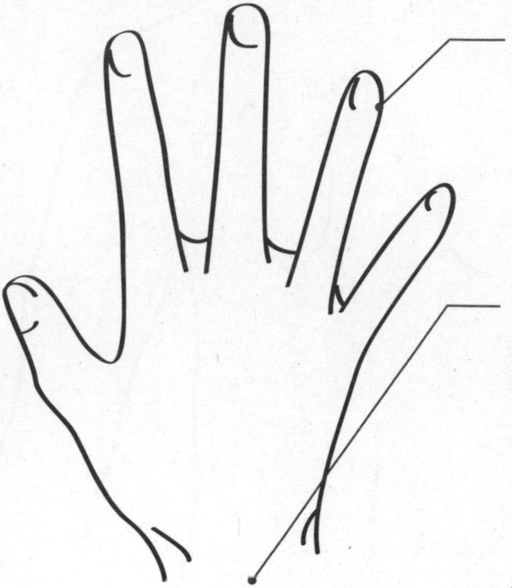
關衝穴：
無名指指甲根部外側，
旁開一分處。
陽池穴：
腕背橫紋中，當指伸肌
腱的尺側緣凹陷處。

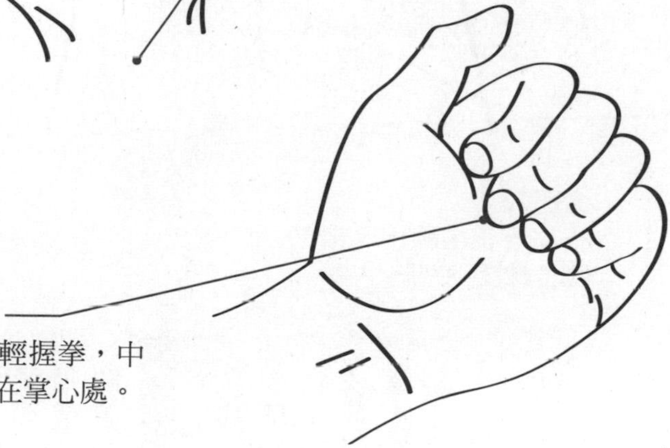
勞宮穴：
四指向掌心輕握拳，中
指指尖切壓在掌心處。

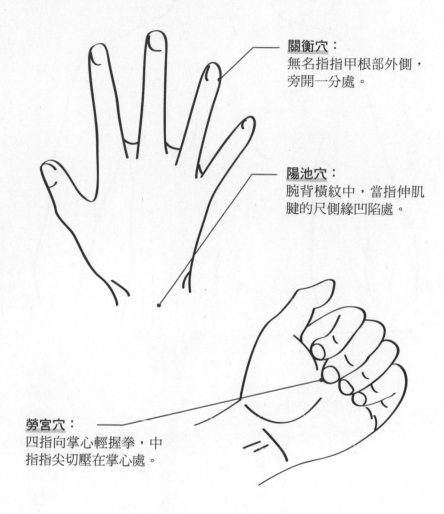

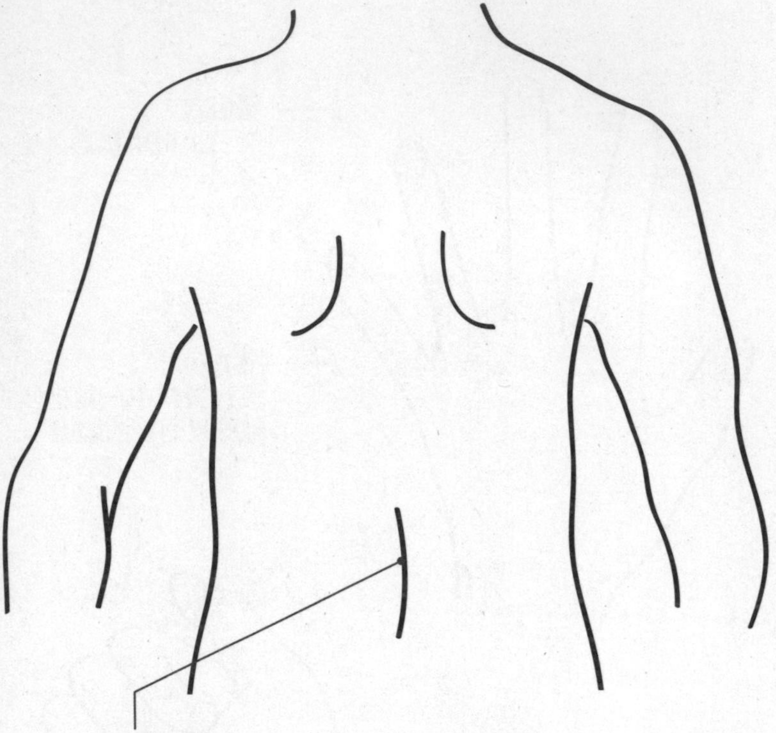

命門穴：
腰部後正中線上，第二腰椎棘突下凹陷中處。

穴中要點

背部
命門穴
腿部
陽池穴、勞宮穴、關衝穴

穴療時程

穴道擇其二三，按壓五秒、十次為一個循環，並依情況增減

作用部位：腸腹腰部　**對應症狀：**漏尿、急尿、膀胱無力、水氣病、水腫、腎炎

11 告別漏尿、急尿、膀胱無力

針對漏尿、急尿、膀胱無力等困擾，平日可透過按揉以下穴道，加以改善：**水分穴**，隸屬任脈，明代醫學家張景岳《類經》指出此穴「當小腸上口，是泌別清濁，水液入膀胱，渣滓入大腸，故名水分。」正因內應小腸而有利水之效，主治水氣病，有助排濕、消脹、改善水腫、腎炎。

曲骨穴屬任脈，原指恥骨聯合部，利小便、固精、調經止痛，有助改善膀胱炎、尿道炎、骨盆腔炎、陽痿；**次髎穴**屬於足太陽膀胱經，宋朝醫學家王惟一《銅人經》記載：「治疝氣下墜，腰脊痛不得轉搖，急引陰器，痛不可忍，腰以下至足不仁，背膝寒，小便赤淋，心下堅脹。」主治小便不利、遺尿、骨盆腔炎、腰骶神經痛、痛經、帶下等婦科疾患。此外，按壓**膀胱俞穴**、**三陰交穴**能調和血室精宮，有助改善尿瀦留、尿失禁、經痛症狀。

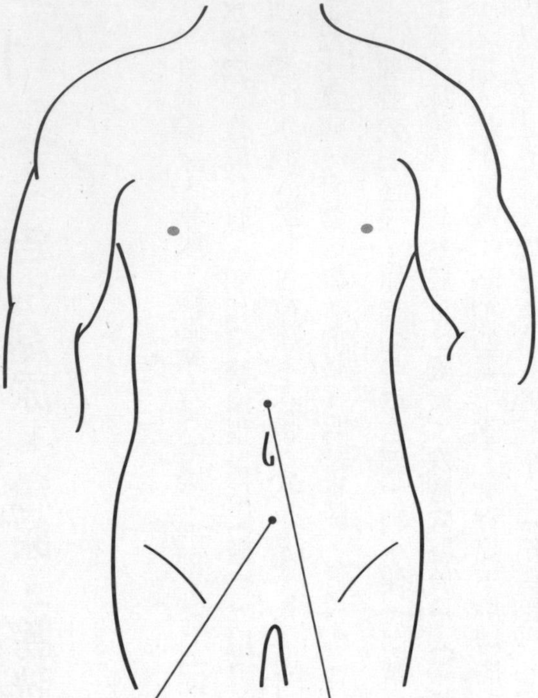

曲骨穴：
恥骨，在恥骨聯合上緣處。

水分穴：
肚臍正上方一指幅處。

穴中要點
腹部
水分穴、曲骨穴
臀部
次髎穴、膀胱俞穴
腿部
三陰交穴

穴療時程
穴道擇其二三，按壓五秒、十次為一個循環，並依情況增減

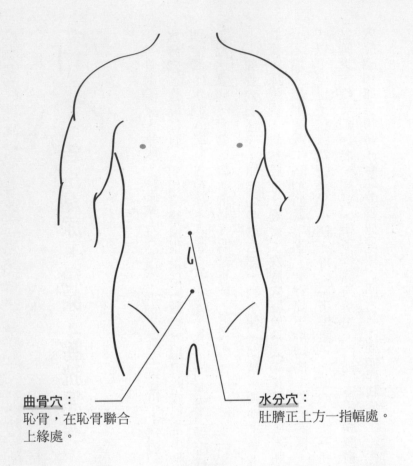

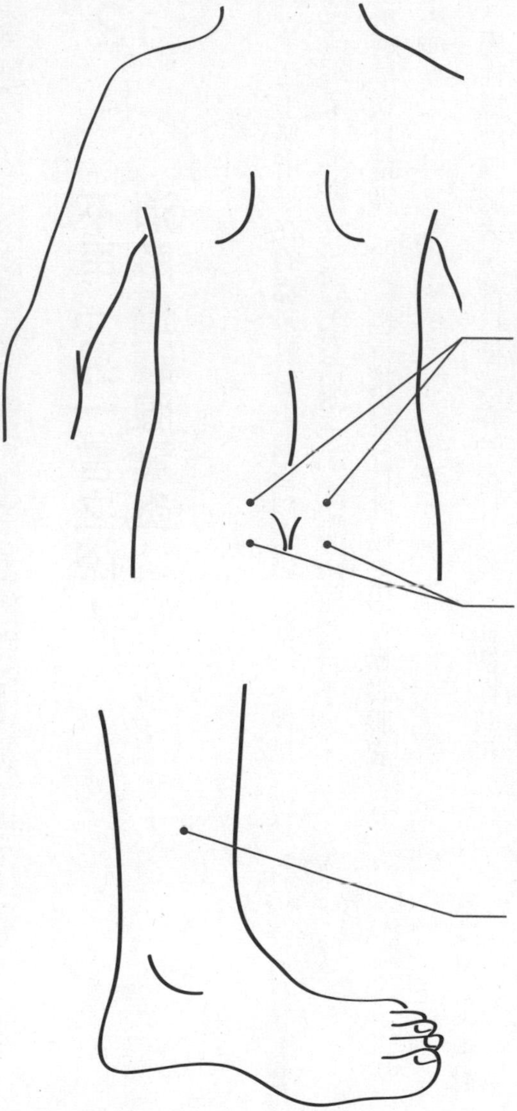
膀胱俞穴：
骶部，當骶正中嵴旁一．五寸。
次髎穴：
骶部，當髂後上棘內下方，適對第二骶後孔處。
三陰交穴：
內踝尖上三寸，脛骨後緣凹陷處。

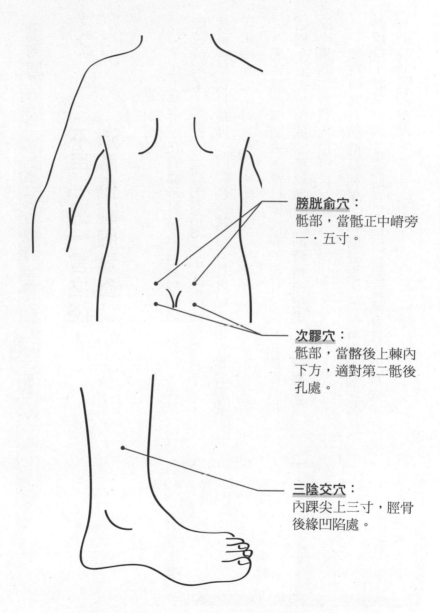

作用部位：腸腹腰部　對應症狀：尿頻、攝護腺發炎、攝護腺肥大、泌尿系統病症

12 不再「男」言之隱，消解攝護腺發炎

生活中無所不在的毒，無形中危害到人體的健康，像是環境荷爾蒙，會影響荷爾蒙與代謝系統，造成陰莖發育不良、女童過早來月經等，同時也會誘發女性乳癌、男性攝護腺癌等病症。

男性攝護腺肥大，源自攝護腺的慢性發炎，在初期時可透過生活習慣、飲食加以調養，同時藉由按壓、揉按對位穴道，幫助改善發炎情況。

膀胱俞穴有助清熱利尿、潤腸通便，能緩解腰脊痛、尿路感染、骨盆腔炎、攝護腺炎；同時搭配**陰陵泉穴**、**中封穴**，有助改善攝護腺肥大。

穴中要點

臀部
膀胱俞穴
腿部
陰陵泉穴、中封穴

穴療時程

穴道擇其一二，按壓五秒、十次為一個循環，並依情況增減

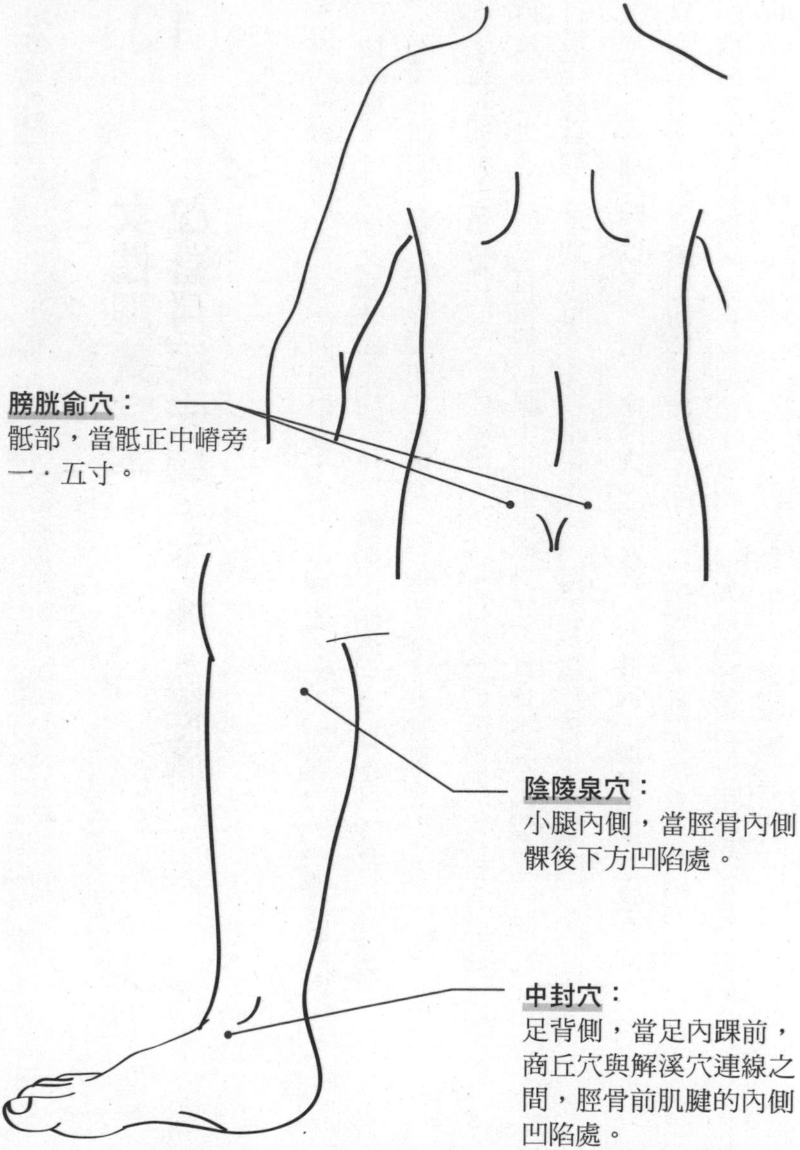
膀胱俞穴：
骶部，當骶正中嵴旁
一·五寸。
陰陵泉穴：
小腿內側，當脛骨內側
髁後下方凹陷處。
中封穴：
足背側，當足內踝前，
商丘穴與解溪穴連線之
間，脛骨前肌腱的內側
凹陷處。

作用部位：腸腹腰部　對應症狀：子宮虛寒、經痛、月經失調、卵巢功能、更年期

13 女性調養宮寒，改善月經失調、不順、經痛

現代社會期待女性能夠面面俱到，無形中增加了女人的壓力，一方面要顧及工作表現，一方面又要兼顧家庭生活，蠟燭兩頭燒，時日一久，焦慮和憂鬱成了糾擾心頭的問題，無形產生子宮虛寒、月經失調、經痛難耐的毛病。

子宮（卵巢）是女性的「生命之源」，正常月經週期能幫助女性排毒代謝，維持良好的生理功能，有句俗話說：「子宮顧得好，青春永駐不顯老。」因此，擁有規律舒適的生理期，可令女性常保年輕，遠離「隱性更年期」的毛病

平時可透過按壓以下穴道：**命門穴**、**關元穴**、**氣海穴**、**血海穴**、**三陰交穴**、**水泉穴**，調理子宮健康，使經期順遂；亦可藉由食養來勤加保養，月經期間，因血液流失容易缺鐵，可多食菠菜、豆腐，補充植物性蛋白，用餐時小飲紅酒有助提升卵子活性。

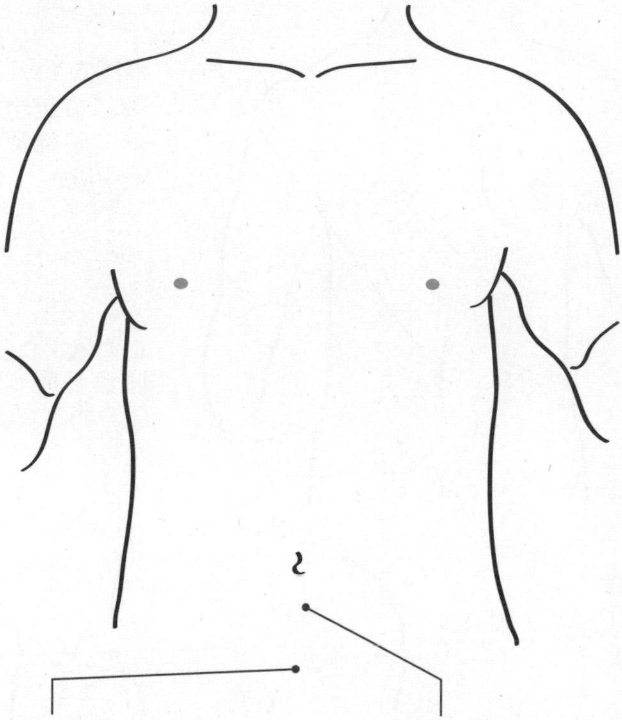

關元穴：
肚臍正下方四指幅寬。

氣海穴：
肚臍以下一・五寸處。

穴中要點

背部
命門穴
腹部
關元穴、氣海穴
腿部
血海穴、三陰交穴、水泉穴

穴療時程

穴道擇其二三，按壓五秒、十次為一個循環，並依情況增減

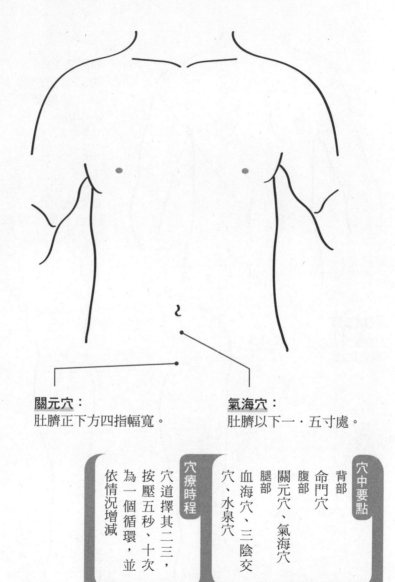

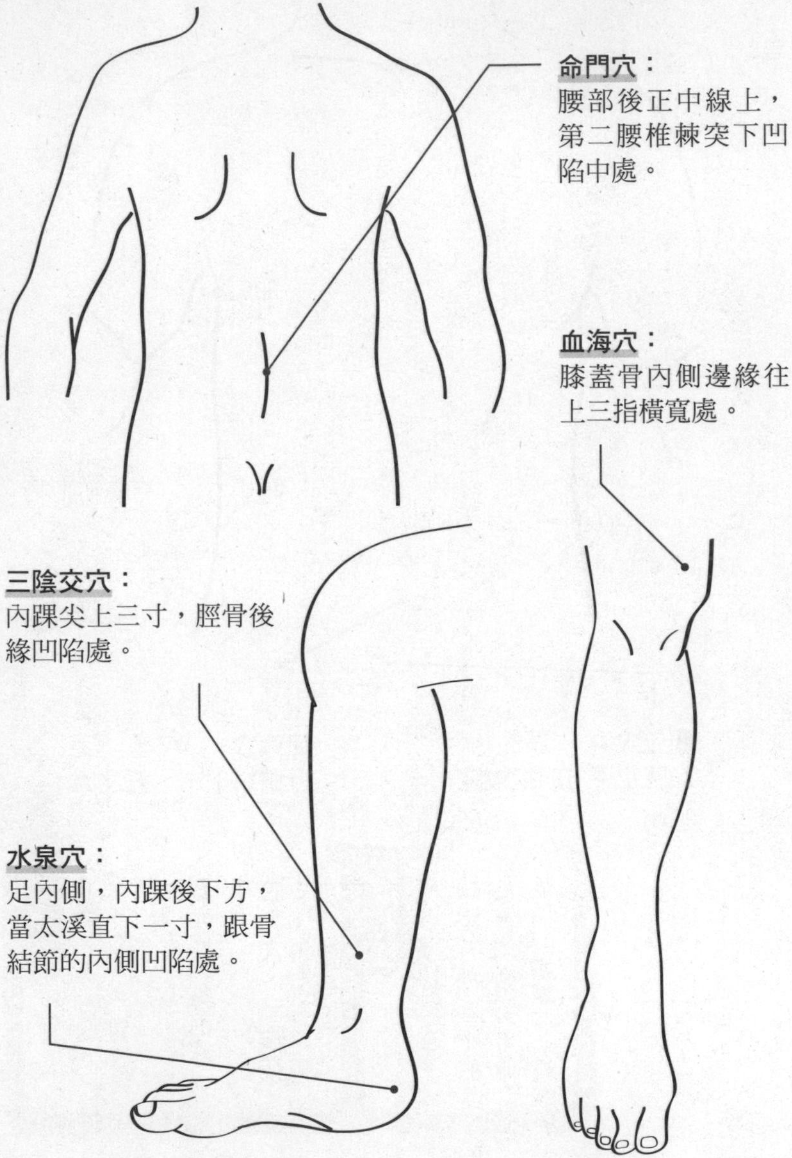
命門穴：
腰部後正中線上，第二腰椎棘突下凹陷中處。
血海穴：
膝蓋骨內側邊緣往上三指橫寬處。
三陰交穴：
內踝尖上三寸，脛骨後緣凹陷處。
水泉穴：
足內側，內踝後下方，當太溪直下一寸，跟骨結節的內側凹陷處。

作用部位：腸腹腰部　**對應症狀：**發熱、潮紅、心悸、焦躁、更年期、卵巢功能

14 改善卵巢功能，緩解女性更年期

「不知為何突然性情大變，動不動就想罵人？」、「最近老是心情低落，到底怎麼了？」、「對於生活提不起勁，看什麼都不順眼，怎麼辦？」

隔壁王太太年屆五十多歲，近期發現情緒問題，經過醫師診斷及檢驗資料，評估為更年期症候群。

女性更年期症候群，諸如：發熱、心悸、頭暈、耳鳴、盜汗、潮紅、失眠、焦躁、憂鬱、情緒不穩，以及記憶力減退、注意力不集中等，忙碌的現代女性更要懂得珍愛自己，平日可藉由簡易的腹部按摩、拍打以下穴位：**神闕穴**、**氣海穴**、**關元穴**、**血海穴**、**三陰交穴**、**復溜穴**、**照海穴**、**湧泉穴**，達到改善卵巢功能，促進雌激素的正常分泌。

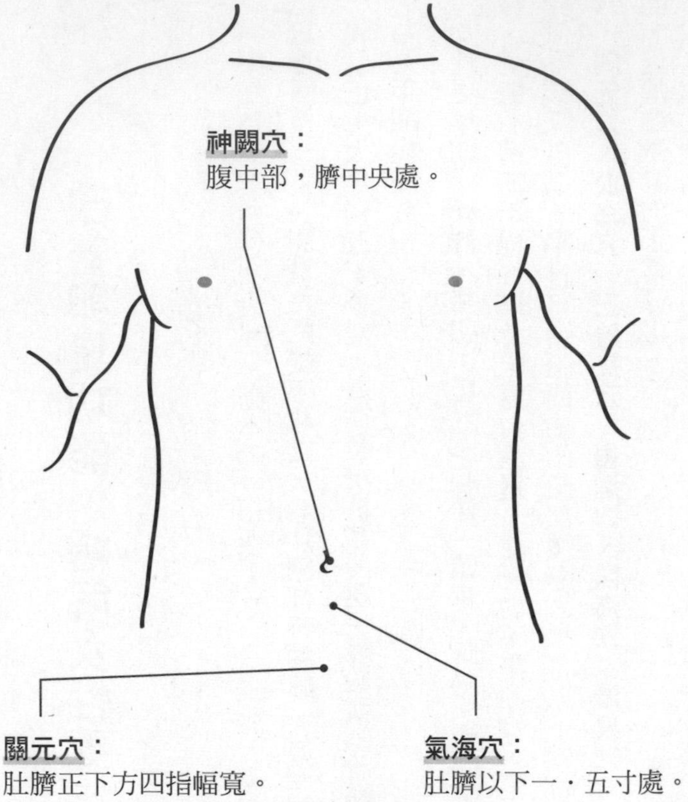
神闕穴：
腹中部，臍中央處。
關元穴：
肚臍正下方四指幅寬。
氣海穴：
肚臍以下一．五寸處。

穴中要點

腹部
神闕穴、氣海穴、關元穴
腿部
血海穴、三陰交穴、復溜穴、照海穴、湧泉穴

穴療時程

穴道擇其二三，按壓五秒、十次為一個循環，並依情況增減

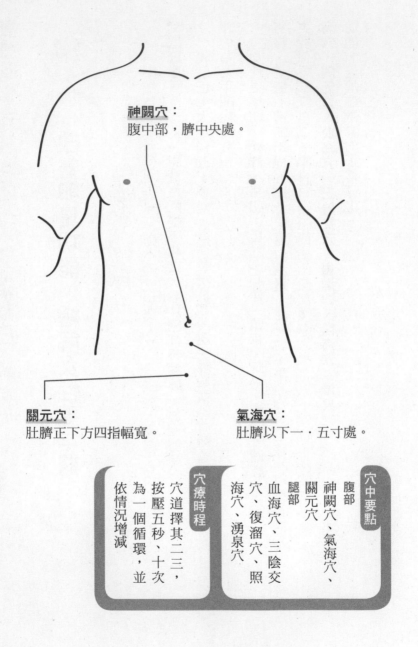

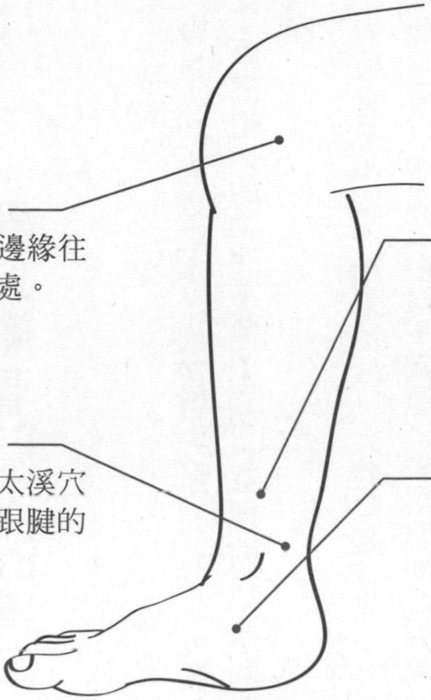

血海穴：
膝蓋骨內側邊緣往上三指橫寬處。

三陰交穴：
內踝尖上三寸，脛骨後緣凹陷處。

復溜穴：
小腿內側，太溪穴直上兩寸，跟腱的前方處。

照海穴：
足內側，內踝尖下方凹陷處。

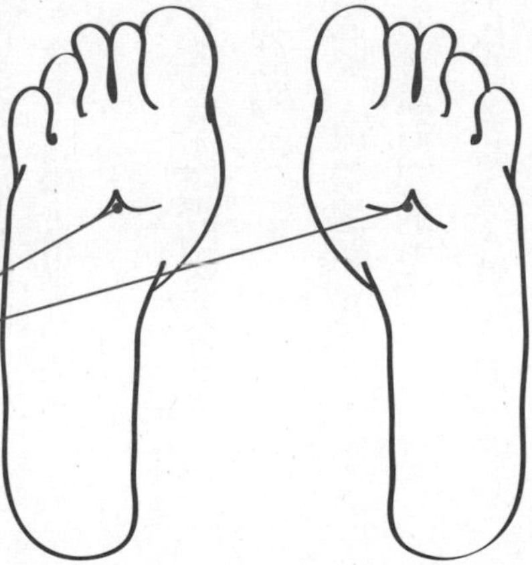

湧泉穴：
腳底板人字狀紋路的交叉點。

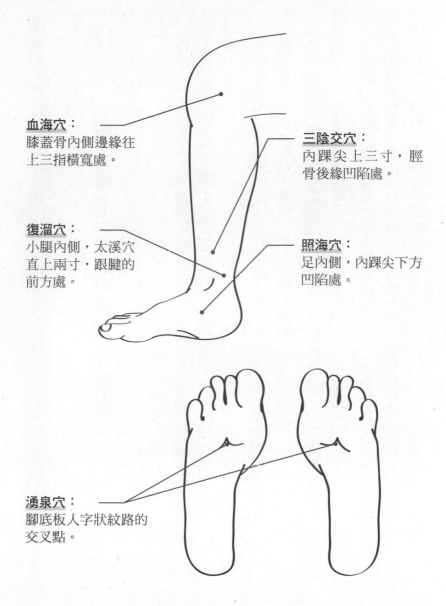

作用部位：腸腹腰部　對應症狀：腰膝無力、早洩、遺精、陽痿、腎炎、生殖系統

15

男人停看聽，改善早洩症狀

腎是人的先天之本，人體腎內藏有元陰、元陽，有助推動各個臟腑的正常活動、維繫組織的動態平衡，正如《黃帝內經》所闡述的「陰平陽秘，精神乃治」的內涵。

假使腎氣不固、精氣消散，人體陰陽悖亂，性能力及生殖功能自然大受影響，此時可以透過按壓以下穴道，來幫助補益腎氣，救逆壯陽。

平日可按壓、拍打別名「龍淵」的**然谷穴**，有助益氣固腎，改善遺精、早洩、陽痿等症狀；**太溪穴**則有助降火、增補腎氣的效用，改善腎虛而起的毛病。

《靈樞・根結》指出**湧泉穴**「少陰根於湧泉」，作為腎經井穴。脈氣由此而上，如泉水湧出，有助充足腎精，使腰膝壯實、性功能強盛，並預防和治療腎炎、早洩、遺精及各種婦科疾病。

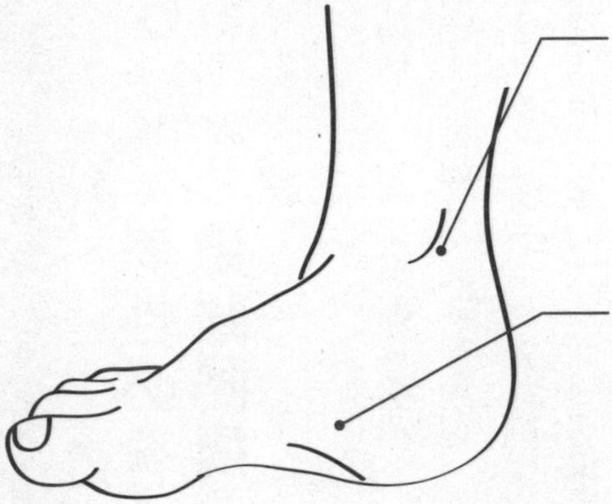

太溪穴：
腳踝外側凸起骨頭，和阿基里斯腱中間的凹陷處。

然谷穴：
足內側緣，足舟骨粗隆下方，赤白肉際處。

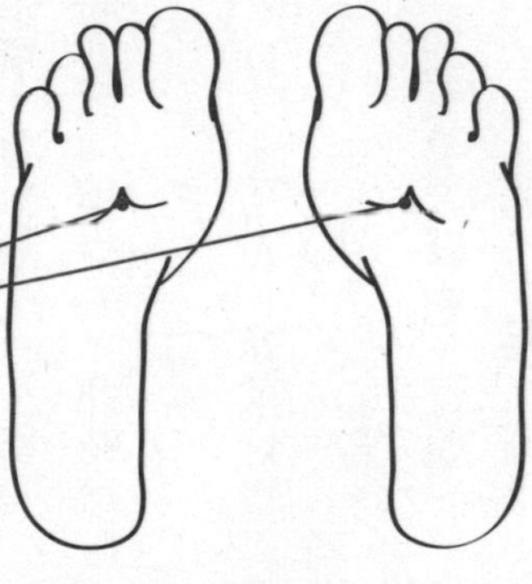

湧泉穴：
腳底板人字狀紋路的交叉點。

穴中要點

腿部
然谷穴、太溪穴、湧泉穴

穴療時程

穴道擇其一二，按壓五秒、十次為一個循環，並依情況增減

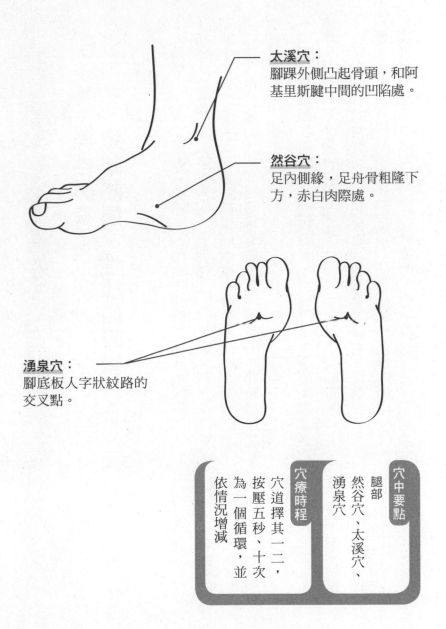

作用部位：腸腹腰部　對應症狀：月經失調、遺尿、遺精、陽痿、性功能障礙

16 男性必看！遠離陽痿、性功能障礙

陽痿，又稱作陽萎、陰萎，《內經．經筋》指其「陰器不用」、「不起」，《黃帝內經．素問集注》寫道：「前陰者，宗筋之所聚……，入房太甚則宗筋弛縱，發為陰痿」，對照現代男性生活壓力大，面對房事有時亦感力不從心，此時可透過按壓以下穴道來保養機體。

關元穴隸屬任脈，有助回陽救逆、增益腎氣，緩解下腹虛寒、月經失調、遺尿、遺精、陽痿等。

腎俞穴有助益腎助氣、利腰脊，進而改善腎炎、腎虛、陽痿；**命門穴**有治腰痛、耳鳴、陽痿、不孕症等性功能障礙；**太溪穴**有助降火、增補腎氣，能緩解遺精、遺尿、腎炎等問題。

穴中要點

腹部
關元穴
背部
腎俞穴、命門穴
腿部
太溪穴

穴療時程

穴道擇其二三，按壓五秒、十次為一個循環，並依情況增減

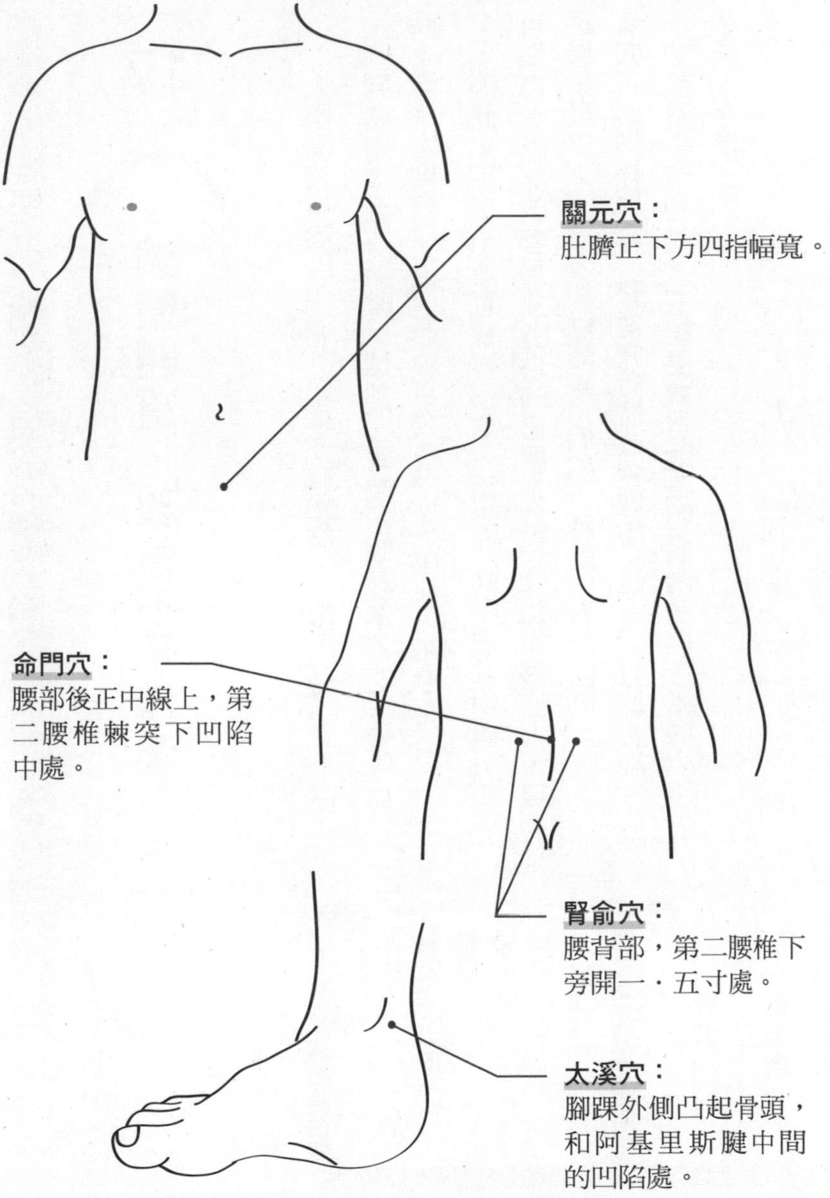
關元穴：
肚臍正下方四指幅寬。
命門穴：
腰部後正中線上，第二腰椎棘突下凹陷中處。
腎俞穴：
腰背部，第二腰椎下旁開一・五寸處。
太溪穴：
腳踝外側凸起骨頭，和阿基里斯腱中間的凹陷處。

作用部位：腸腹腰部　對應症狀：不孕、腎虛、陽痿、泌尿生殖系統病症

17 調整體質，改善不孕情況

人體臟腑有陰陽兩面，腎臟亦有元陰、元陽之分。腎陰虛大致有頭暈、煩熱、耳鳴、脈搏無力、遺精等症狀；腎陽虛則會產生體寒、舌苔、遺尿、陽痿、不孕等。

因此，平日須留意養腎益氣，補陰與補陽取其中庸，不可偏廢，進而改善男女各自的泌尿系統，強化生殖能力，可透過按壓以下穴道來加以調養，例如：**神闕穴**有助回陽救逆；**氣穴**可助調經理氣；**腎俞穴**有助改善腎虛、陽痿、月經失調、不孕症及生殖功能；**三陰交穴**有助改善體內經痛、泌尿生殖系統等疾患。

穴中要點

腹部
神闕穴、氣穴
背部
腎俞穴
腿部
三陰交穴

穴療時程

穴道擇其二三，按壓五秒、十次為一個循環，並依情況增減

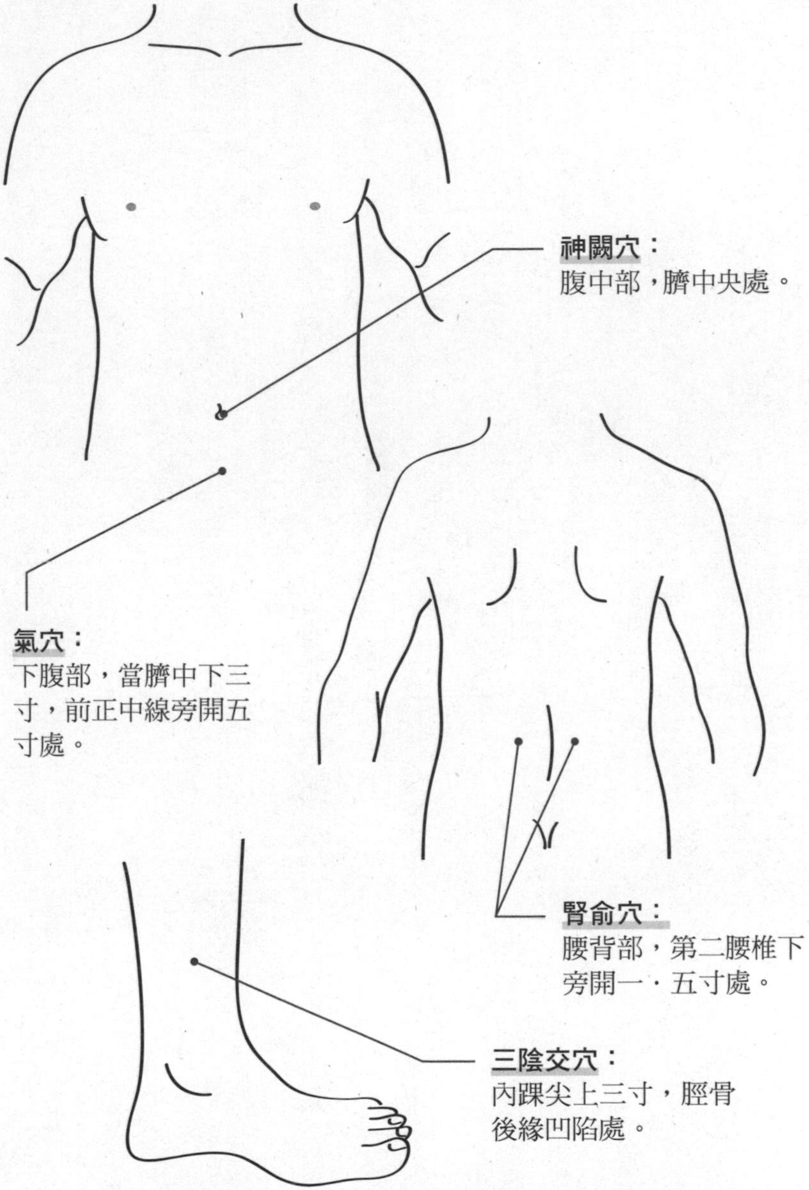
神闕穴：
腹中部，臍中央處。
氣穴：
下腹部，當臍中下三寸，前正中線旁開五寸處。
腎俞穴：
腰背部，第二腰椎下旁開一·五寸處。
三陰交穴：
內踝尖上三寸，脛骨後緣凹陷處。

PART 4

手足與其他穴療

疏通自癒，消除手肘痛、足跟痛、肥胖、水腫、三高、貧血等病症

中醫「六淫邪氣」之說，指的就是「風、寒、暑、濕、燥、火」，濕氣又稱作「萬惡之邪」，脾胃運化不暢，將使體內濕氣過重，產生濕熱、痰濕、寒濕、風濕等症，根據中醫辨證，痰濕內蘊容易造成體形胖大，相關症狀有水腫、肥胖、口臭、脹氣、食慾不振、大便稀溏、倦乏、易累。

因應手部、足部和日常小毛病，平日可以透過穴道自療，紓緩不適症狀。

作用部位：手足部與其他　**對應症狀：**手腕麻痛、手指或手臂痠疼、腕隧道症候群

01 萬靈巧手，告別手腕麻痛、電腦手！

人手至少一機的時代，工作需要打電腦，下班休閒需要滑手機，大大提高染患手部病變的機率。此時，可以透過按摩以下穴道：**陽谷穴**、**陽池穴**、**陽溪穴**，進而改善手指麻痛、遲鈍、刺痛感，同時可練習簡單的「手指交叉操」。

手指交叉操

將雙手十指自然張開，之後交叉相對，插到對面手的指縫裡面，重複做手指屈伸活動，全面按摩經穴，每次做三十下以上，直到手指感覺發熱即可。

手指薰蒸法

倒滿一大杯熱開水，雙手手指靠近杯口，使水蒸氣充分薰蒸手指關節。由於關節軟骨上沒有血管，僅能依靠關節液為軟骨提供營養，平時藉由關節活動保持循環，提供營養物質，同時帶走軟骨代謝廢物，遠離手關節疼痛。

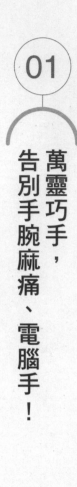

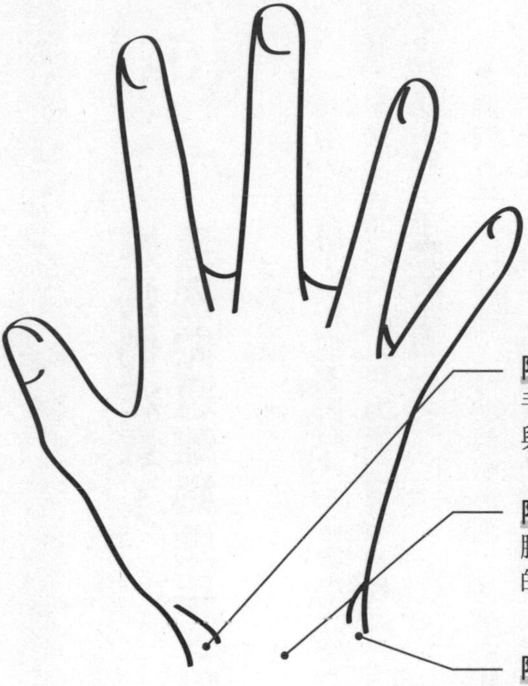

陽溪穴：
手背外側，拇指下方手掌與手腕相交的凹陷處。

陽池穴：
腕背橫紋中，當指伸肌腱的尺側緣凹陷處。

陽谷穴：
手腕尺側，尺骨莖突與三角骨之間凹陷處。

穴中要點

手部
陽谷穴、陽池穴、陽溪穴

穴療時程

穴道擇其一二，按壓五秒、十次為一個循環，並依情況增減

作用部位：手足部與其他　**對應症狀：**手肘痛、肘關節疼痛、媽媽手

02 媽媽們注意！這樣做遠離媽媽手、肘關節疼痛

「唉唷，好痛！」才把衣服晾好的張媽媽，突然手臂動彈不得，而且異常痠痛，家醫師告訴她可能是用力過度導致的媽媽手。平日可以透過按壓穴道自療，紓緩手肘、手臂的壓力。

太淵穴屬手太陰肺經，有助清咽消腫，通調血脈，能改善肘痛、手腕疼痛無力；**陽溪穴**為手陽明大腸經，有助祛風泄火，能治手痛、牙痛、頭痛、腰痛等；**肘髎穴**亦為手陽明大腸經，能緩解肘臂痛、麻木、肘節風痹等症。

此外，**少海穴**屬手少陰心經，有助疏心氣，寧神志，能紓緩手部顫抖、兩臂痠麻、腋下疼痛、肘部痙攣，並改善心痛；**照海穴**為八脈交會穴之一，屬於足少陰腎經，有助養陰、清熱，紓緩咽炎、失眠、足跟痛、腎炎等症；**申脈穴**有助養陰、寧神，能疏通筋絡瘀堵，進而緩解手肘僵硬和手臂疼痛。

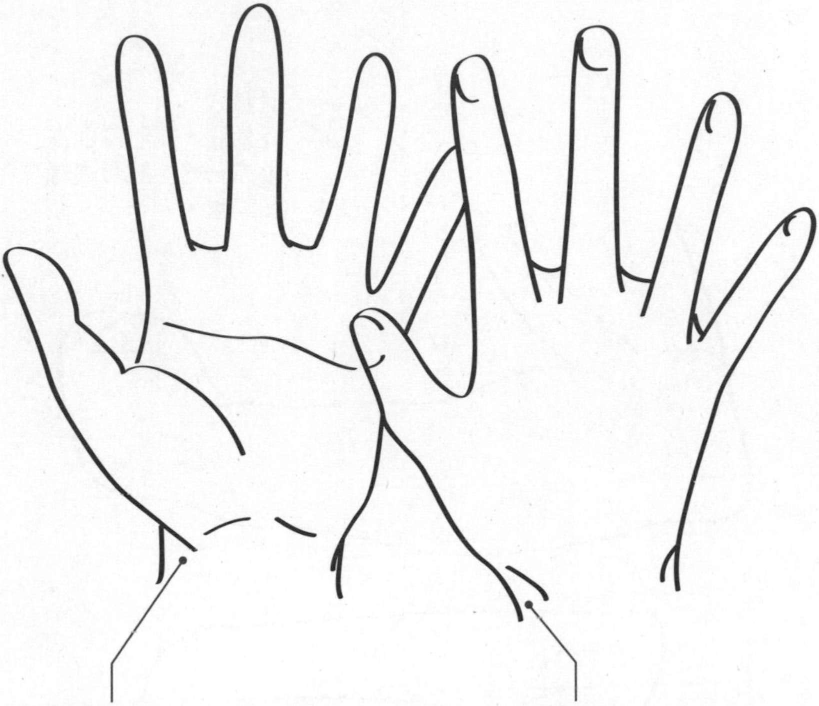

太淵穴：
掌骨和腕骨之間的凹陷處。

陽溪穴：
手背外側，拇指下方手掌與手腕相交的凹陷處。

穴中要點

手部
太淵穴、陽溪穴、肘髎穴、少海穴
腿部
照海穴、申脈穴

穴療時程

穴道擇其二三，按壓五秒、十次為一個循環，並依情況增減

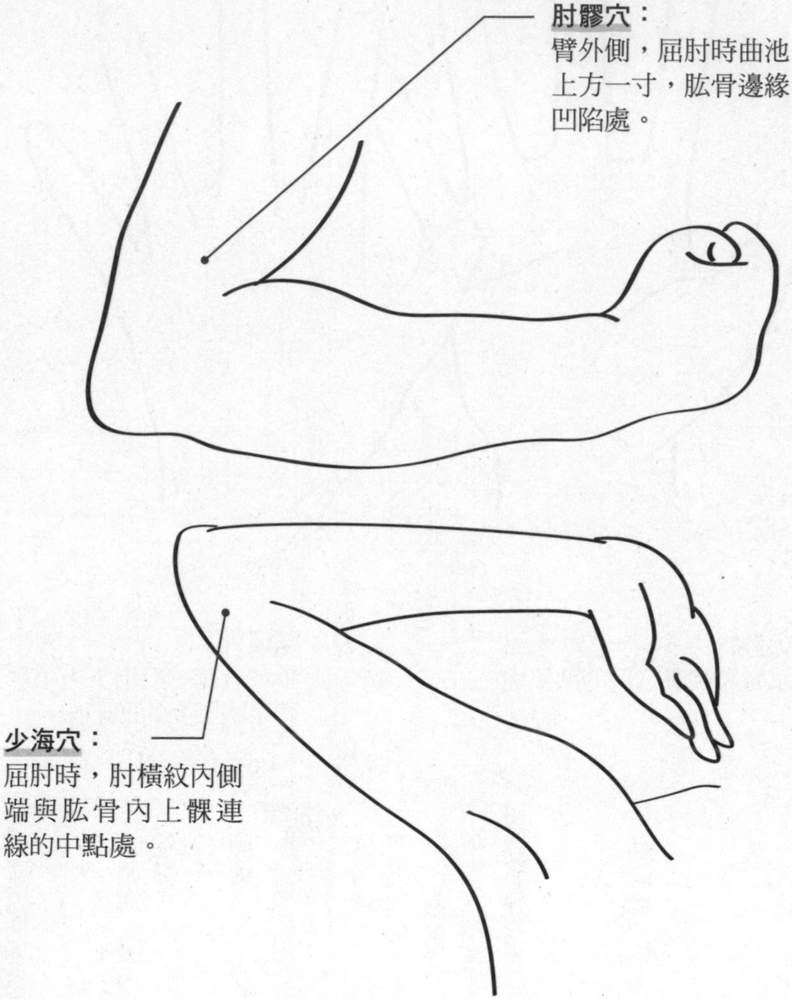
肘髎穴：
臂外側，屈肘時曲池上方一寸，肱骨邊緣凹陷處。
少海穴：
屈肘時，肘橫紋內側端與肱骨內上髁連線的中點處。

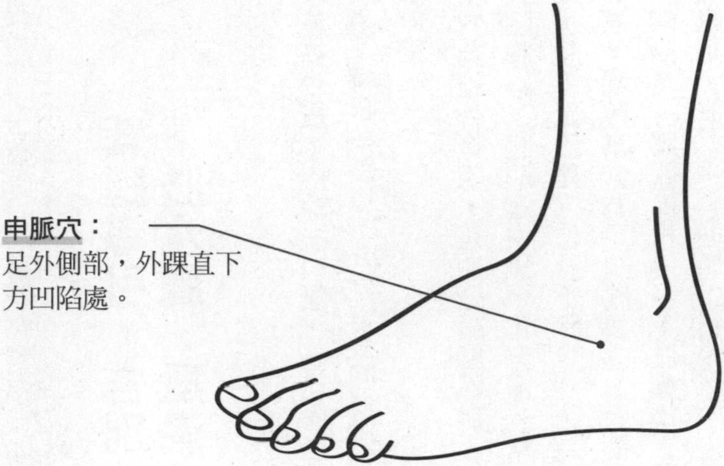
申脈穴：
足外側部，外踝直下
方凹陷處。

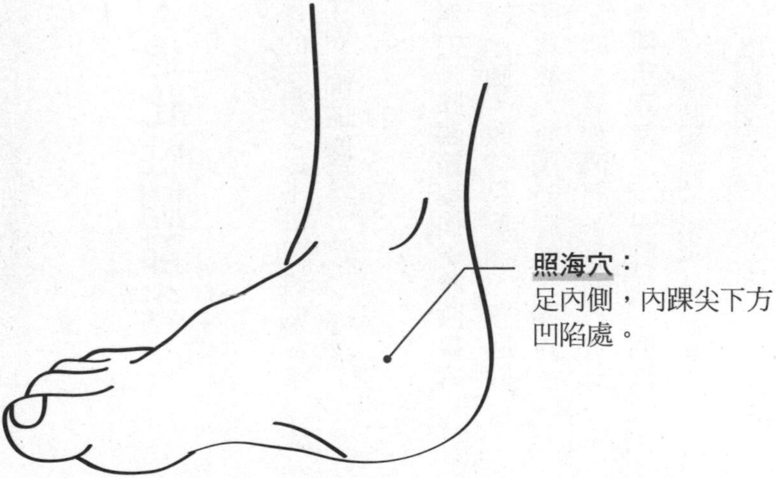
照海穴：
足內側，內踝尖下方
凹陷處。

作用部位：手足部與其他　對應症狀：風濕、腳氣病、關節炎、退化性關節炎

03 養腿導引，告別——下肢水腫、風濕症、退化性關節炎

「外練筋骨皮，內練一口氣。」筋骨影響行走的安穩，以下針對幾處保養腿部的穴道，每日按壓以下八穴道來回導引二十分鐘，可降低腿部退化、疲疼，同時通脈舒筋。

鶴頂穴為經外奇穴，有助紓緩腳氣病、兩腿無力、膝關節痠痛；**陰陵泉穴**屬於足太陰脾經，有助運中焦，化濕滯，幫助紓緩水腫，改善足痹痛、腰腿膝痛、下肢水腫；**足三里穴**位於下膝三寸，為足陽明胃經，能調節腳氣、腳腫、腰痛和痛風；**陽陵泉穴**為足少陽膽經，有助舒筋健膝、清利濕熱，有助紓解足內翻、膝關節炎、踝關節扭傷、下肢癱瘓、萎痹；**風市穴**為足少陽膽經，能祛風濕，利腿足，能改善風濕症、腰腿痠疼、足膝無力、兩膝攣痛、坐骨神經痛。

另外，**承山穴**、**崑崙穴**、**解溪穴**也能利腰腿、舒筋脈。

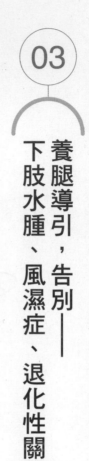

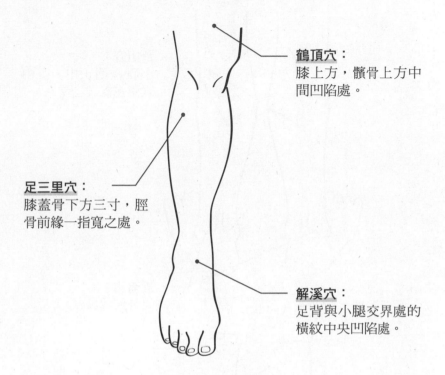

鶴頂穴：
膝上方，髕骨上方中間凹陷處。

足三里穴：
膝蓋骨下方三寸，脛骨前緣一指寬之處。

解溪穴：
足背與小腿交界處的橫紋中央凹陷處。

穴中要點

腿部
鶴頂穴、陰陵泉穴、足三里穴、陽陵泉穴、風市穴、承山穴、崑崙穴、解溪穴

穴療時程

穴道擇其二三，按壓五秒、十次為一個循環，並依情況增減

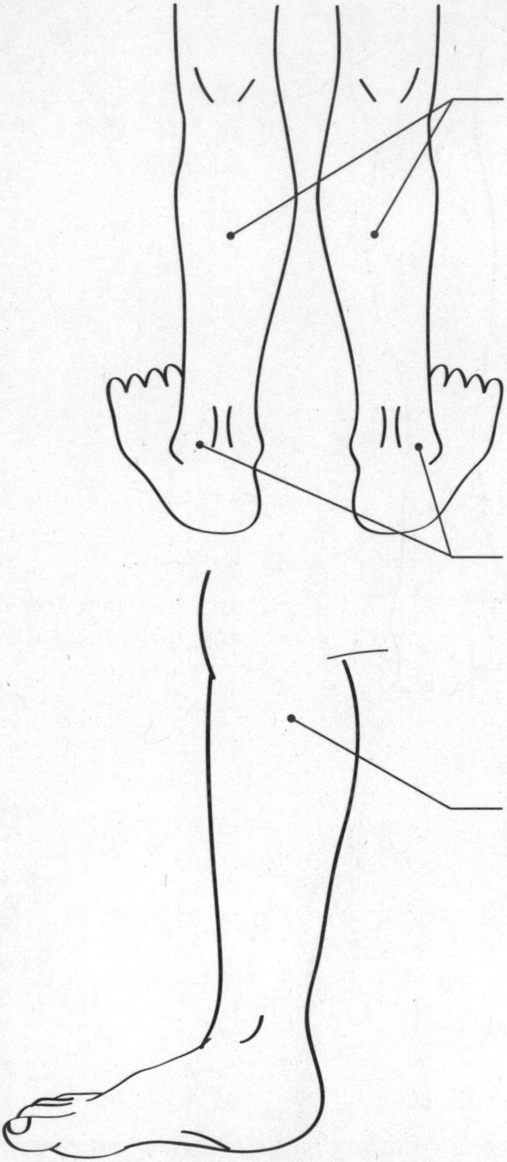

承山穴：
小腿後面正中，委中穴與崑崙穴之間。

崑崙穴：
足外側偏後方。

陰陵泉穴：
小腿內側，當脛骨內側髁後下方凹陷處。

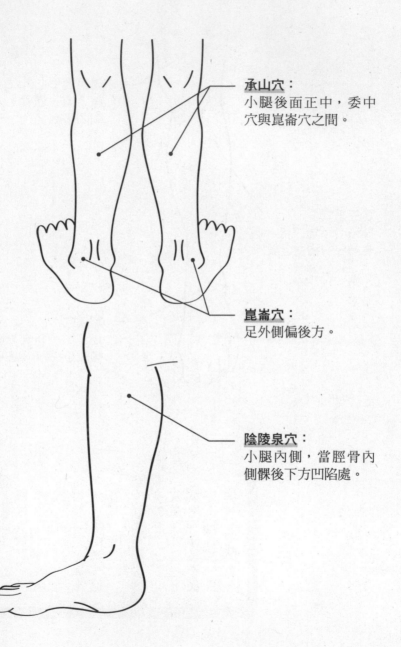

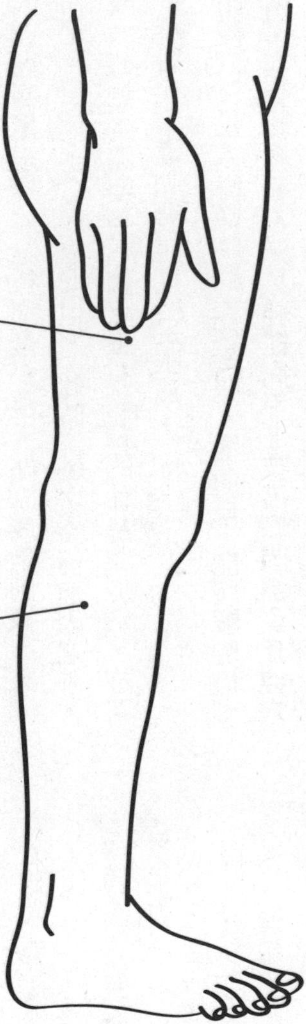

風市穴：
直立時，手掌自然併攏垂下於大腿外，中指所指即是。

陽陵泉穴：
小腿外側，脛骨頭與腓骨頭連線，兩骨往下方處畫一正三角形，中間的交點處。

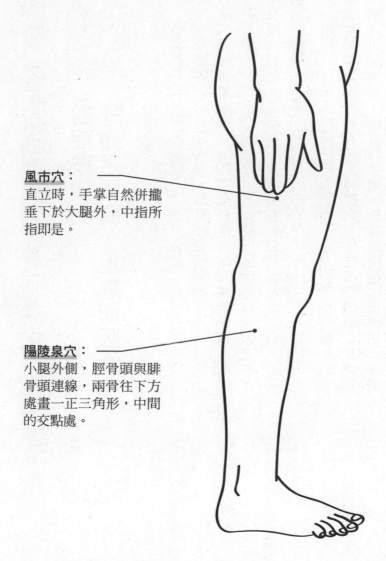

作用部位：手足部與其他　**對應症狀：**足跟痛、足踝痛、腳瘡、腳氣病、足底筋膜炎

04

對症按揉，紓緩足跟痛、足底筋膜炎

經常需要長時間站立的工作類型，例如：百貨公司櫃姐、保全、守衛等，或是登山者、跑者與走路姿勢不正確的人，有時候會感到足跟疼痛，特別是一整天站立或是訓練下來，足跟甚至會有發炎、腫脹的情形。此時，除了釐清病因之外，平日要多留意走路姿勢，讓足跟有充分的休息與放鬆，亦可透過按壓對症穴道，進而紓緩足跟痛。

附陽穴為足太陽膀胱經，利腰腿、清頭目，能緩解腳瘡、腳氣病、坐骨神經痛、三叉神經痛等下肢疼痛問題；**丘墟穴**歸屬足少陽膽經，能舒筋清熱，改善足內翻、足踝痛、踝關節扭傷；**太溪穴**則能緩解足腫、足跟痛、足底痛。

穴中要點

腿部
附陽穴、丘墟穴、太溪穴

穴療時程

穴道擇其一二，按壓五秒、十次為一個循環，並依情況增減

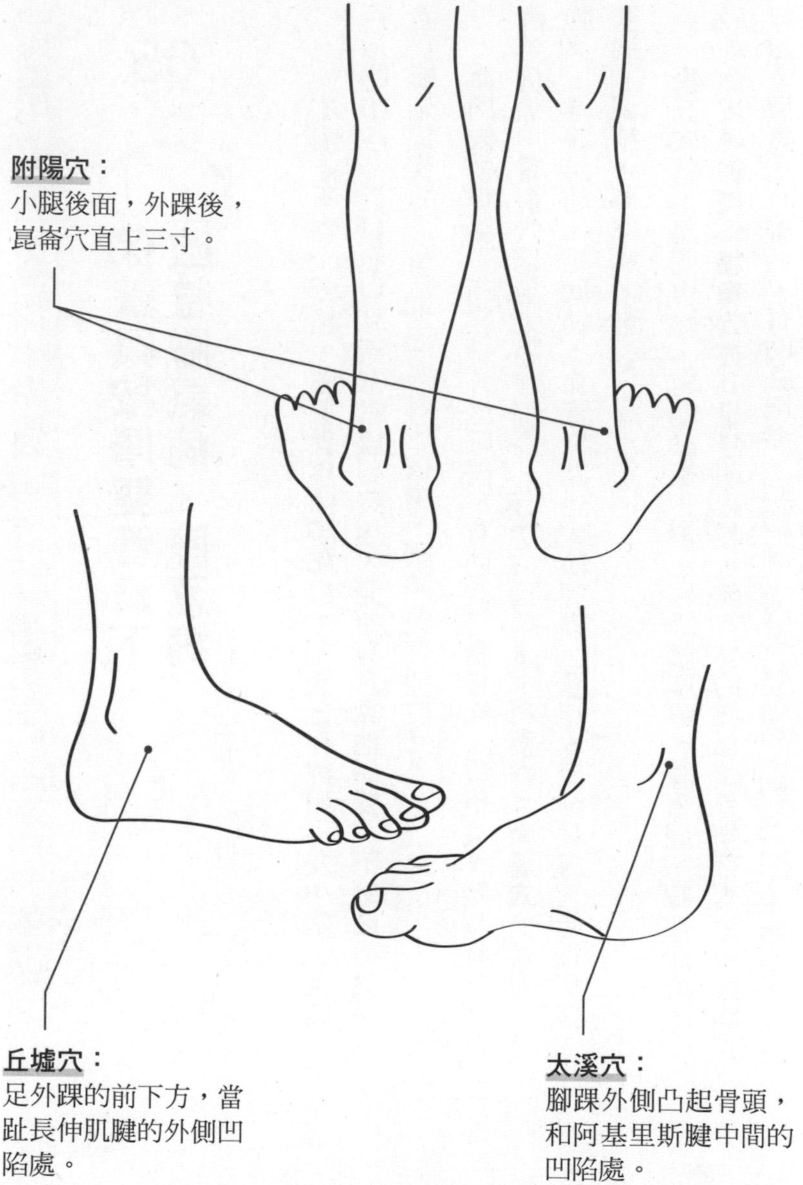
附陽穴：
小腿後面，外踝後，
崑崙穴直上三寸。
丘墟穴：
足外踝的前下方，當
趾長伸肌腱的外側凹
陷處。
太溪穴：
腳踝外側凸起骨頭，
和阿基里斯腱中間的
凹陷處。

作用部位：手足部與其他　對應症狀：降火、腳腫、膝蓋痠痛、膝關節炎、腳氣病

05 保養與按摩雙管齊下，改善腳氣病、膝蓋痛

「才剛走不到十分鐘，膝蓋就疼痛了起來！」假日喜歡和山友小聚，挑戰百岳的小珍，近日發現膝蓋常常感到痠疼，開始有意識地保養，不過度勞累，適當補充營養品，平常也透過對症按摩，讓膝蓋紓緩許多。

命門穴為督脈，利腰脊、溫腎陽，有助改善腰脊痛、脊椎炎、腰膝痠軟、膝蓋疼痛；**腎俞穴**是足太陽膀胱經，有助益腎助氣、利腰脊；**太溪穴**能益腎、降火，改善足腫、足底痛；**血海穴**為足太陰脾經，意指水流歸聚處，能緩解膝蓋痛、濕疹、蕁麻疹。

梁丘穴為足陽明胃經，有助祛風化濕，紓緩腰腿疼、膝蓋痛、膝關節炎、股外側皮神經炎；**犢鼻穴**亦為足陽明胃經，因穴外的膝部髕骨韌帶兩旁，凹陷宛如牛犢鼻孔而得名，有助祛風濕，利膝關，改善膝蓋痛、腳氣病、下肢麻痹。

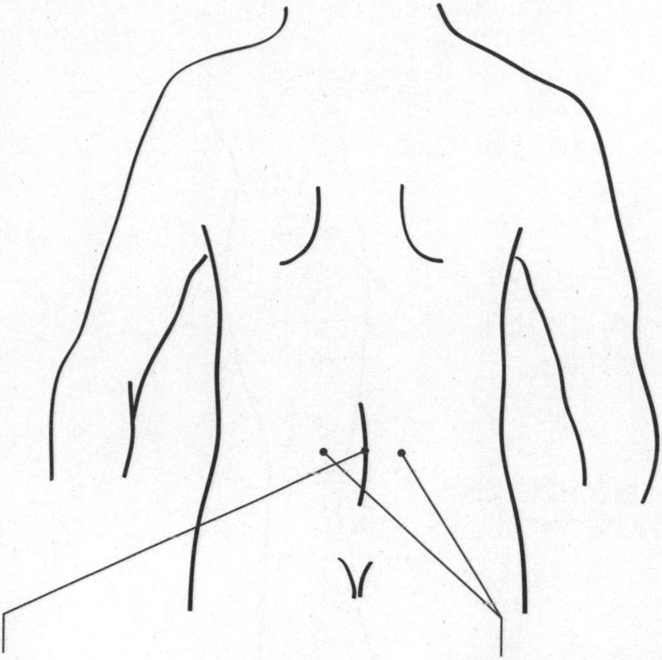

命門穴：

腰部後正中線上，第二腰椎棘突下凹陷中處。

腎俞穴：

腰背部，第二腰椎下旁開一．五寸處。

穴中要點

背部

命門穴、腎俞穴

腿部

太溪穴、血海穴、梁丘穴、犢鼻穴

穴療時程

穴道擇其二三，按壓五秒、十次為一個循環，並依情況增減

梁丘穴：
大腿前外側膝蓋骨上方三橫指處。

血海穴：
膝蓋骨內側邊緣往上三指橫寬處。

犢鼻穴：
膝部，髕骨與髕骨韌帶外側凹陷中處。

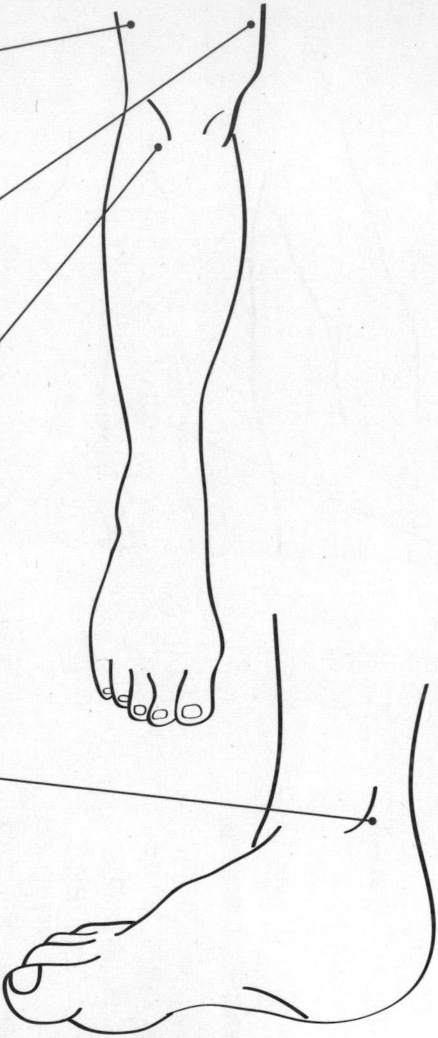

太溪穴：
腳踝外側凸起骨頭，和阿基里斯腱中間的凹陷處。

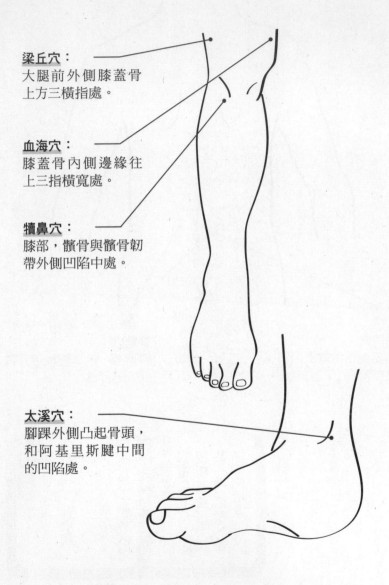

作用部位：手足部與其他　對應症狀：腰痛、扭傷、下肢疼痛、萎痹、坐骨神經痛

06 對位找痛點，完治坐骨神經痛！

「天啊！竟然從屁股一路痛到腳踝！」張媽媽才剛坐下來，就大聲喊痛，根據醫師診斷，得知這是坐骨神經痛。脊椎又稱作「龍骨」，當肌肉緊繃、脊柱位移或腰椎狹窄而拉扯到肌肉，就會產生相應的疼痛。此時，可藉由對症穴道來紓緩身體的不適。

環跳穴隸屬於足少陽膽經，利腰腿，祛風濕，有助紓緩下肢麻痹症、下肢癱瘓、坐骨神經痛；**陽陵泉穴**有助舒筋健膝，能改善下肢癱瘓、萎痹、坐骨神經痛；**殷門穴**位於大腿後正中肌肉豐厚處，為足太陽膀胱經，有助利腰腿，能改善腰痛、扭傷、坐骨神經痛、下肢疼痛；**委中穴**，屬足太陽膀胱經，《靈樞．邪氣藏府病形》記載：「膀胱合入於委中央」，有助去寒、泄熱、舒筋，改善下肢疼痛、腰背痛。

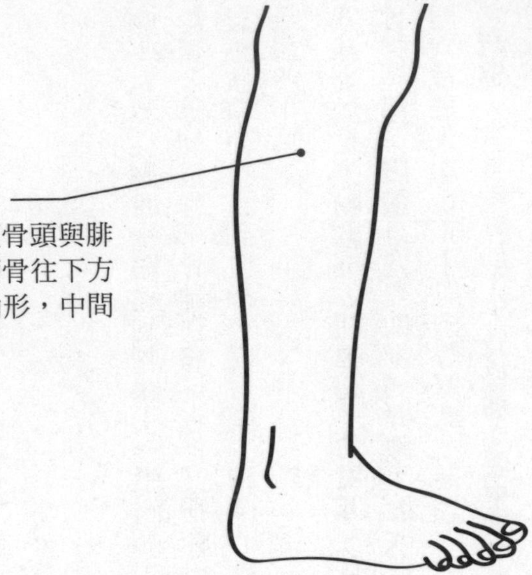

陽陵泉穴：
小腿外側，脛骨頭與腓骨頭連線，兩骨往下方處畫一正三角形，中間的交點處。

穴中要點

臀部
環跳穴
腿部
陽陵泉穴、殷門穴、委中穴

穴療時程

穴道擇其二三，按壓五秒、十次為一個循環，並依情況增減

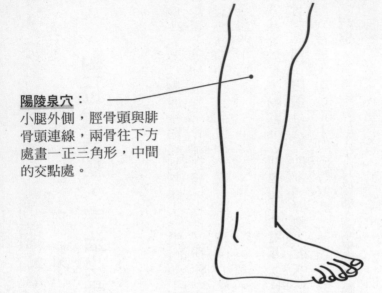

環跳穴：
臀部兩側，站立緊繃臀部時，股骨凸起點上方的凹陷處。

殷門穴：
人腿後面，承扶穴與委中穴的連線上，承扶穴下六寸處。

委中穴：
膕橫紋中點，當股二頭肌腱與半腱肌肌腱的中間。

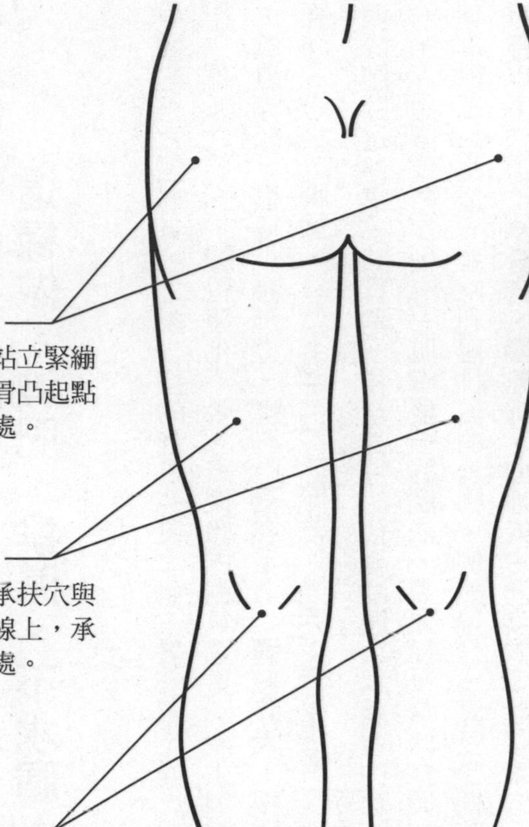

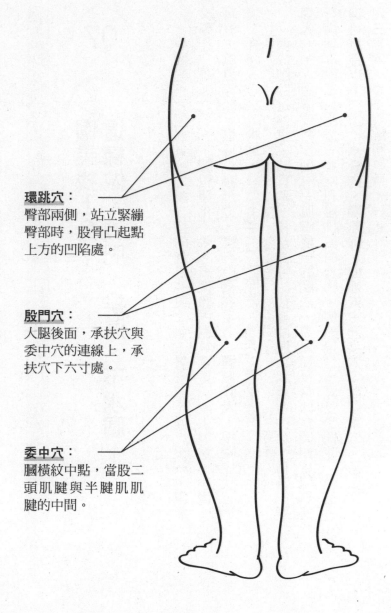

作用部位：手足部與其他　**對應症狀：**降火、腳腫、膝蓋痠痛、足底痛、膝關節炎

07 懶蟲找上身？這樣做，減肥、排濕、不水腫！

中醫的「六淫邪氣」之說，指的就是「風、寒、暑、濕、燥、火」，濕氣又稱作「萬惡之邪」，脾胃運化不暢，將使體內濕氣過重，產生濕熱、痰濕、寒濕、風濕等症，根據中醫辨證，痰濕內蘊容易造成體形胖大，相關症狀有水腫、肥胖、口臭、脹氣、食慾不振、大便稀溏、倦乏、容易疲累。

關於肥胖這件事，其實是一種全身性的代謝問題，《黃帝內經》稱為「肥貴人」，《金匱要略》則有「肌膚盛」的說法，需要從日常飲食與作息開始進行調理，除了忌生冷，多吃利尿排濕的食物，例如薏仁、綠豆、茯苓、生薑，還可按壓以下穴道：**水分穴**、**關元穴**、**曲池穴**、**湧泉穴**、**陰陵泉穴**、**承山穴**、**足三里穴**，獲得緩解和改善。

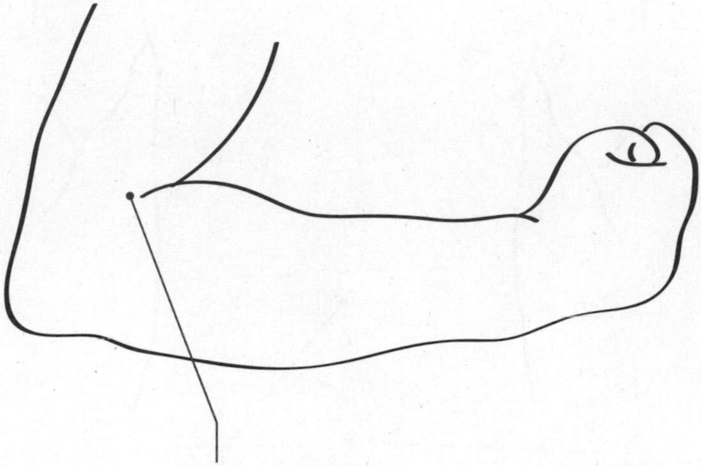

曲池穴：
手肘外側端，肘彎起後
橫紋結束的凹陷處。

穴中要點

手部
曲池穴
腹部
水分穴、關元穴
腿部
湧泉穴、陰陵泉穴、承山穴、足三里穴

穴療時程

穴道擇其二三，按壓五秒、十次為一個循環，並依情況增減

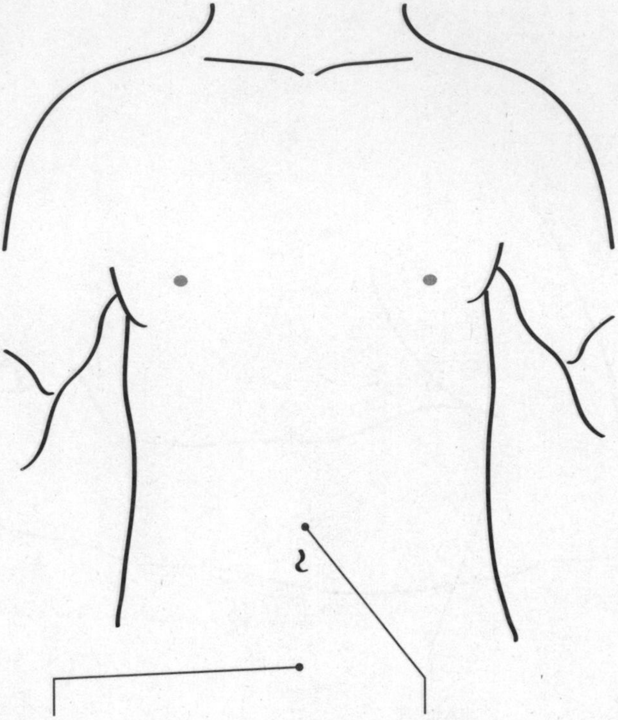

關元穴：
肚臍正下方四指幅寬。

水分穴：
肚臍正上方一指幅處。

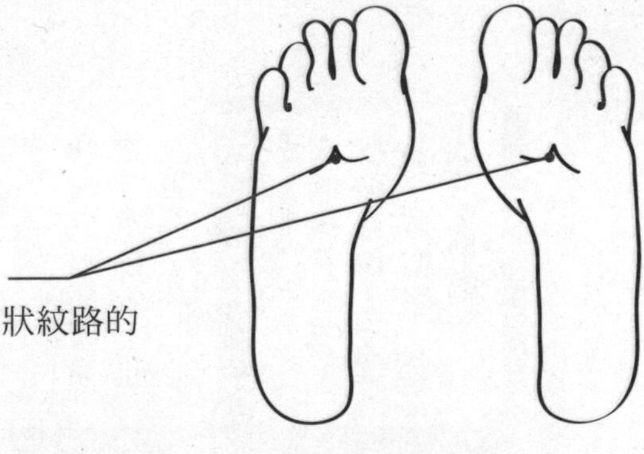

湧泉穴：
腳底板人字狀紋路的交叉點。

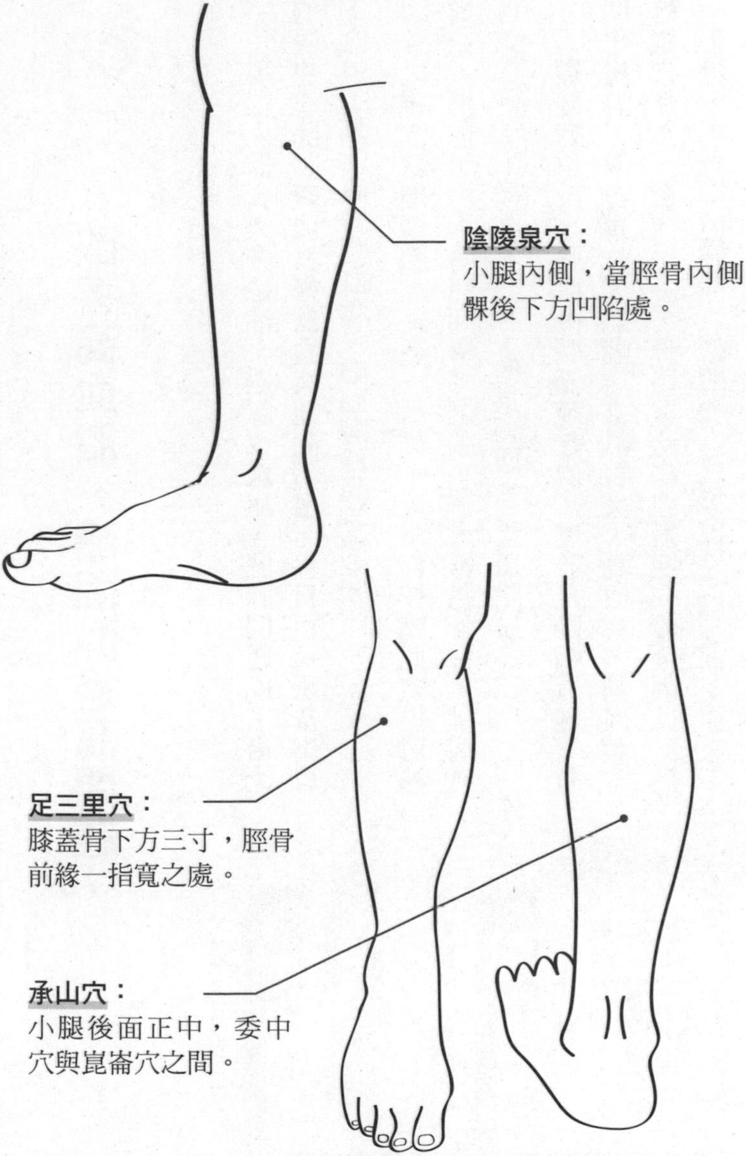
陰陵泉穴：
小腿內側，當脛骨內側
髁後下方凹陷處。
足三里穴：
膝蓋骨下方三寸，脛骨
前緣一指寬之處。
承山穴：
小腿後面正中，委中
穴與崑崙穴之間。

作用部位：手足部與其他　對應症狀：落枕、暈眩、支氣管炎、高血壓、高血脂

08 改善高血脂、膽固醇過高問題

現代人飲食大多過油、過鹹或過甜，肥胖問題成了最大的隱患！除了養成良好飲食與運動習慣，平日可透過按壓以下穴道，幫助改善高血脂、膽固醇過高等問題。

大椎穴隸屬督脈，又名「百勞」，意指按壓此穴道可補虛空、消愁勞，《類經圖翼》記載：「大椎為骨會，骨病者可灸之。」主治五勞七傷，作為調理全身機能的要穴。

豐隆穴位於小腿肌肉豐滿隆起處，屬於足陽明胃經，有助化痰濕，改善暈眩、氣喘、支氣管炎、高血壓、高血脂；**懸鐘穴**作為八會穴之一，骨骼在此如同斷絕一般，因此又名「絕骨」，有助清髓熱、舒筋脈，紓緩落枕、腳氣病。

穴中要點

肩背部
大椎穴
腿部
豐隆穴、懸鐘穴

穴療時程

穴道擇其一二，按壓五秒、十次為一個循環，並依情況增減

大椎穴：
項背正中線上，第
七頸椎棘突下凹陷
中處。

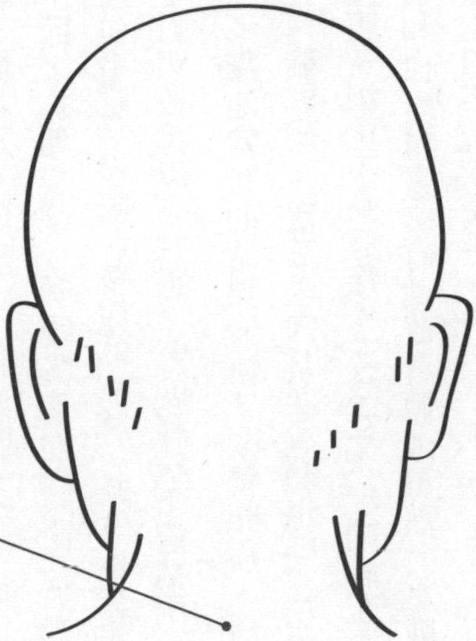

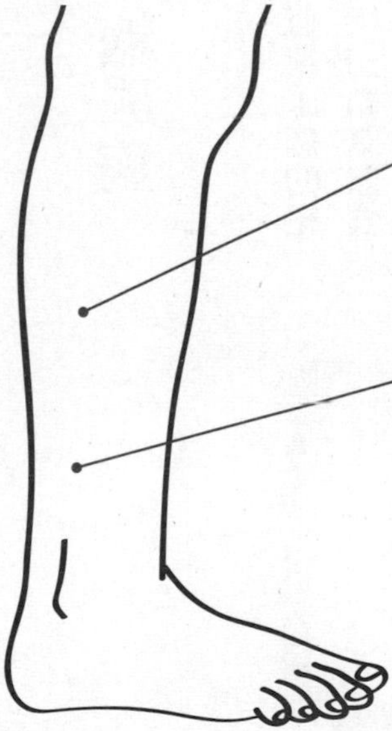

豐隆穴：
小腿肌肉豐滿隆起處。

懸鐘穴：
腿外側，當外踝尖上
三寸，腓骨前緣處。

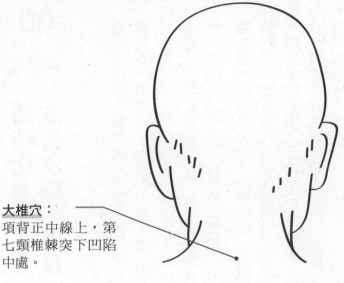

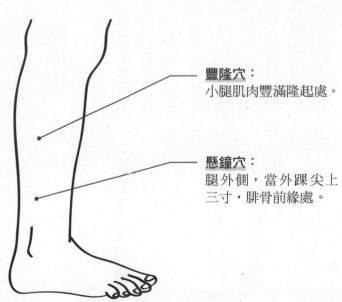

作用部位：手足部與其他　**對應症狀：**水腫、濕疹、感冒、扁桃腺炎、糖尿病

09 清熱化濕，改善水腫、濕疹、糖尿病

幾千年前的中醫經典《黃帝內經》早有類似糖尿病的紀錄，稱其為「消癉」、「消中」等，後代醫家則歸結為飲食不節、六淫侵襲，勞逸失度而致。由於體內「消渴」，因此產生多吃、多喝、多尿的症狀。除了積極尋求改善問題之外，平日可按壓以下穴道，幫助紓緩不適情況。

陽池穴有助清熱通絡，改善頸痛、肩痛、感冒、扁桃腺炎、糖尿病；**足三里穴**有助清熱化濕、和腸消滯，改善腹鳴、腹脹、消化不良等疾；**三陰交穴**能補脾土，益肝臟，助運化，調和血室精宮，有助改善體內濕熱、水腫、濕疹、經痛、泌尿生殖系統疾患等。

穴中要點

手部
陽池穴
腿部
足三里穴、三陰交穴

穴療時程

穴道擇其一二，按壓五秒、十次為一個循環，並依情況增減

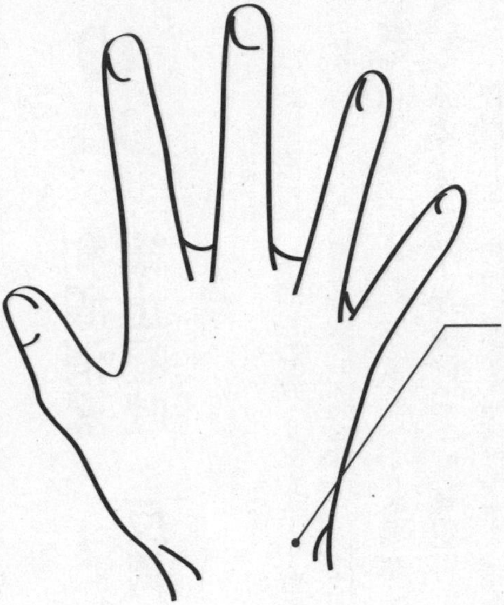
陽池穴：
腕背橫紋中，當指伸
肌腱的尺側緣凹陷處。

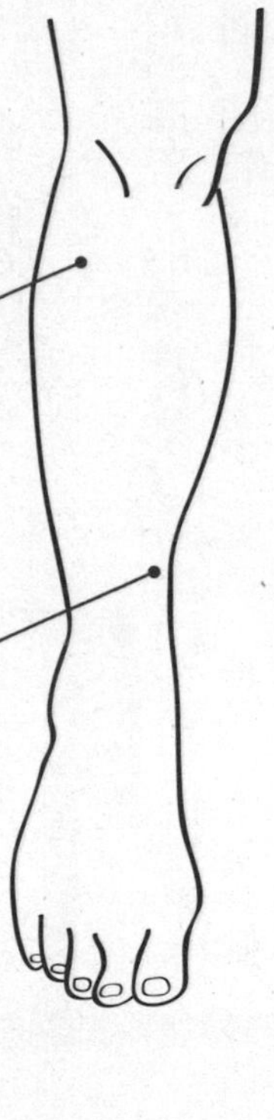
足三里穴：
膝蓋骨下方三寸，脛
骨前緣一指寬之處。
三陰交穴：
內踝尖上三寸，脛骨
後緣凹陷處。

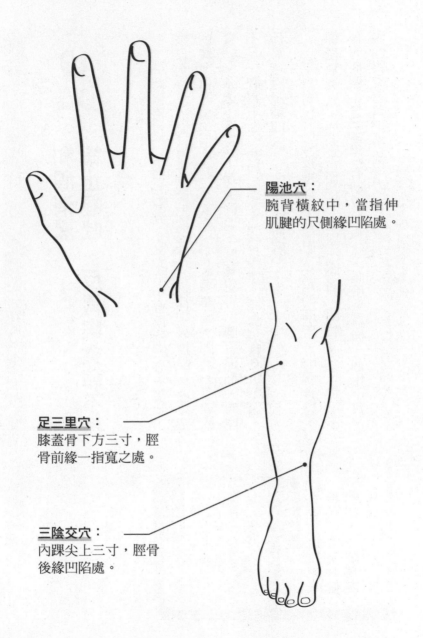

作用部位：手足部與其他　對應症狀：嘔吐、胃痛、腹痛、四肢發冷、食慾不振

10 和腸消滯，緩止嘔吐、反胃與食慾不振

「時常沒胃口，而且看到、吃到食物會感到噁心、想吐，整日全身乏力，這是什麼毛病呢？」根據中醫辨證，《黃帝內經》稱這種情況為「不欲食」，《傷寒論》則說「不欲飲食」，基本上為以下幾種問題：肝氣犯胃、脾胃濕熱、胃陰不足、脾胃氣虛、脾胃虛寒、脾腎陽虛、惡食、厭食。不過，仍需透過詳細問診，才能對症而解。

平日可以試著按壓以下穴道，來幫助開胃，改善食慾，像是**氣海穴**，能改善便秘、遺尿、腹痛、四肢發冷、食慾不振等問題；**足三里穴**有助改善嘔吐、腹脹、胃痛、消化不良、慢性胃炎等消化系統病症。

穴中要點

腹部
氣海穴
腿部
足三里穴

穴療時程

上述穴道按壓五秒、十次為一個循環，並依情況增減

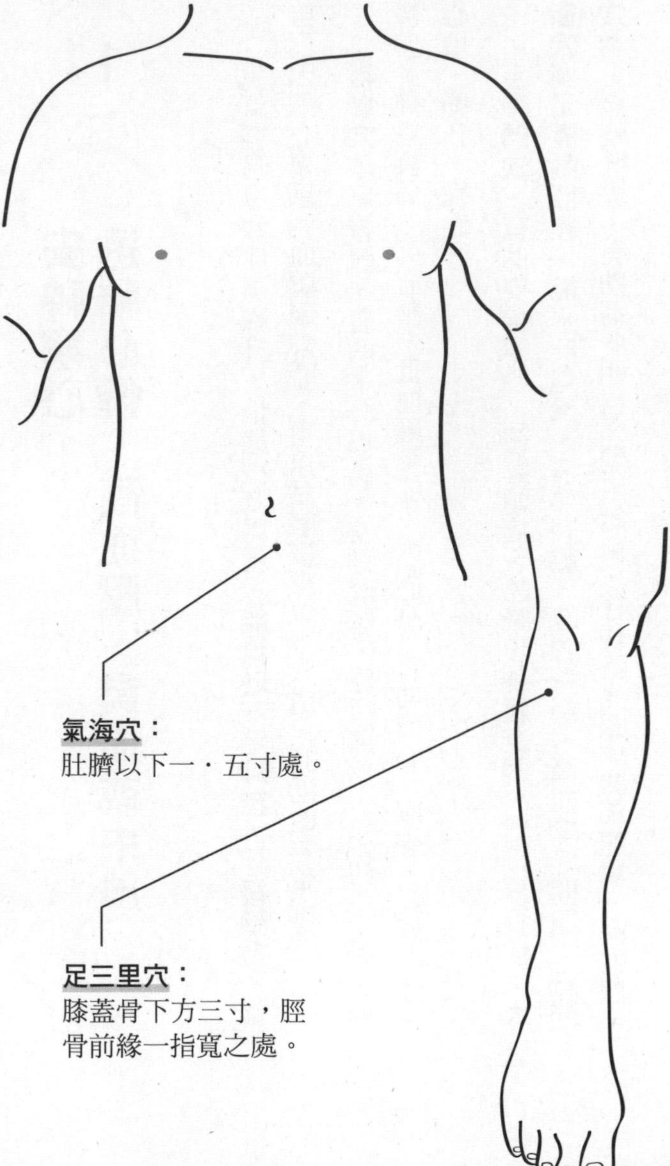
氣海穴：
肚臍以下一・五寸處。
足三里穴：
膝蓋骨下方三寸，脛
骨前緣一指寬之處。

作用部位：手足部與其他　對應症狀：心悸、頭痛、抑鬱症、神經衰弱、高血壓

11 安神寧心，遠離心悸、高血壓、貧血或中風

生氣容易導致血壓飆升，情緒控制得當，能幫助安定神經，紓緩壓力。當自己因煩心事感到血壓飆升時，可以試著按壓以下穴道，有助改善情況。

百會穴隸屬督脈，有助平肝熄風，安神醒腦，紓緩驚悸、頭痛、中風、抑鬱症、神經衰弱、高血壓、低血壓等症；**大陵穴**，有助清心、寧神，紓解心悸、心煩、癲狂、癇症。

手神門穴，有助安神寧心，緩解頭痛、眩暈、神經衰弱、精神分裂症；**太衝穴**屬足厥陰肝經，能平肝熄風、清熱利膽，改善驚癇、高血壓等問題；**行間穴**為足厥陰肝經，有助清肝明目、熄風鎮驚，紓緩青光眼、臉部痙攣、高血壓。

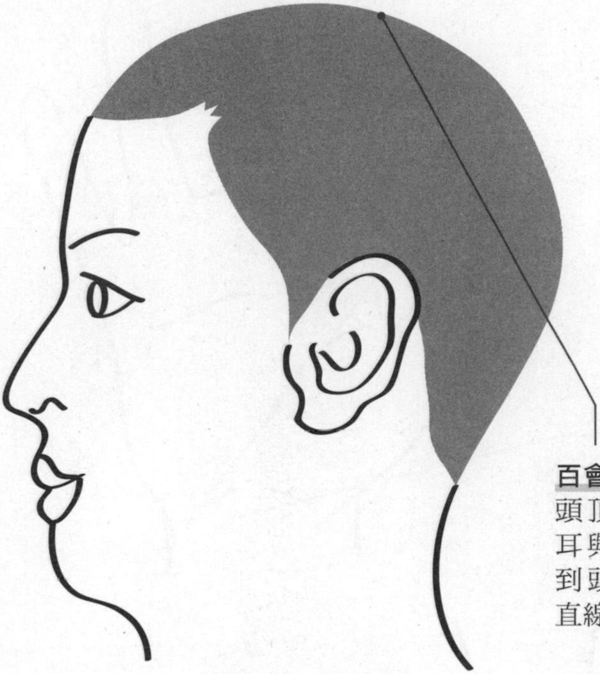

百會穴：
頭頂正中央，兩耳與兩眉的中央到頭頂，各畫一直線的交會處。

穴中要點

頭部
百會穴
手部
大陵穴、手神門穴
腿部
太衝穴、行間穴

穴療時程

穴道擇其二三，按壓五秒、十次為一個循環，並依情況增減

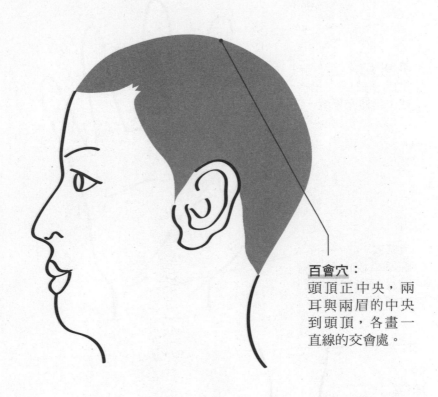

手神門穴：
手腕橫紋與小指，
往下延伸交界處。

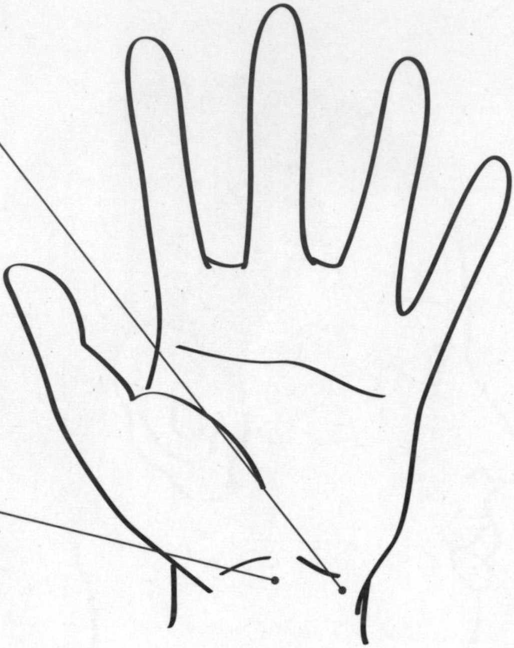

大陵穴：
腕掌橫紋中點，當
掌長肌與橈側腕屈
肌腱之間凹陷處。

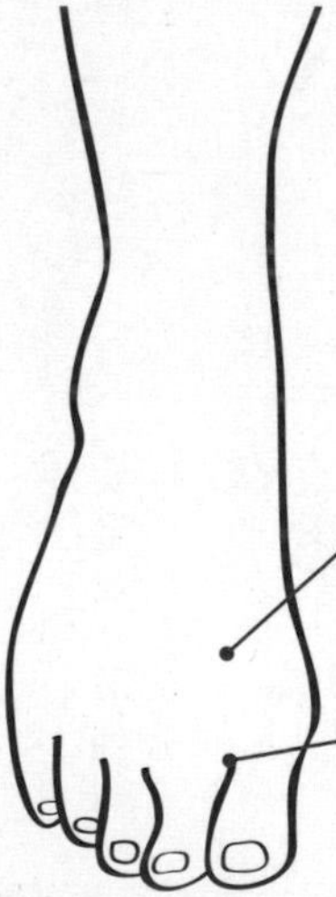

太衝穴：
腳背大拇趾和第二
趾指縫間，往內兩
寸凹陷處。

行間穴：
足背，大拇趾和第
二趾之間。

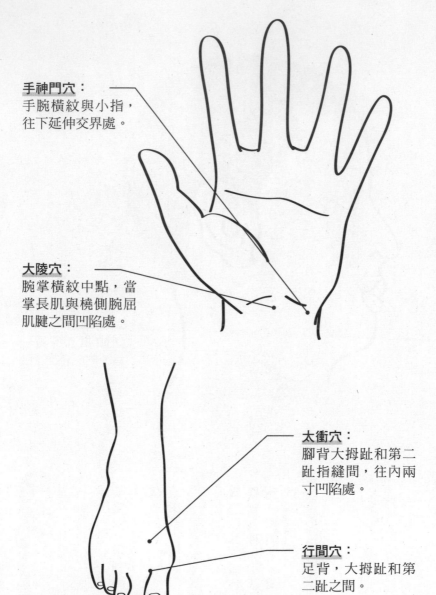

12 紓壓、化鬱、解疲勞！上班族遠離慢性疲勞、倦怠症

忙碌的現代上班族，常常得久坐辦公室，感到疲累時，可以稍微動動腳趾頭，藉此牽動穴道氣流，輕鬆改善健康。

此外，不管何時何地，下班後也能夠花點時間按壓以下穴道：**湧泉穴**、**三陰交穴**、**足心穴**、**胃俞穴**、**中脘穴**，進而刺激經脈（足太陰），有助防止頭暈、精神不濟、腹瀉、腹脹、便秘、胃痛等症，讓身體找回健康。

整體腳掌：順時鐘動一動，再往逆時鐘動一動，往復約五分鐘。

各別拇指：先從左腳開始，由大拇指至小拇指，依序向上壓，再向下壓，隨後換成右腳，往復約五分鐘。

整體腳掌：將整體腳掌向下壓，再向上壓，每回都要壓到極限，停頓約一分鐘，往復約五分鐘。

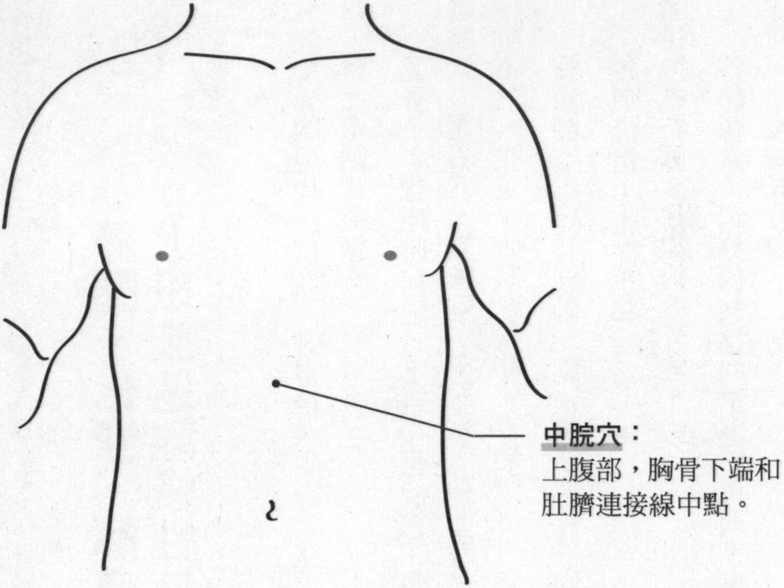
中脘穴：
上腹部，胸骨下端和
肚臍連接線中點。

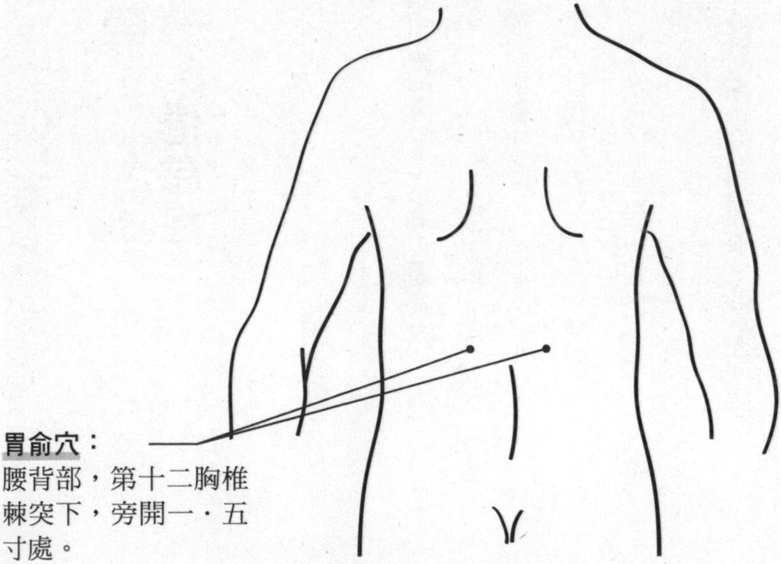
胃俞穴：
腰背部，第十二胸椎
棘突下，旁開一・五
寸處。

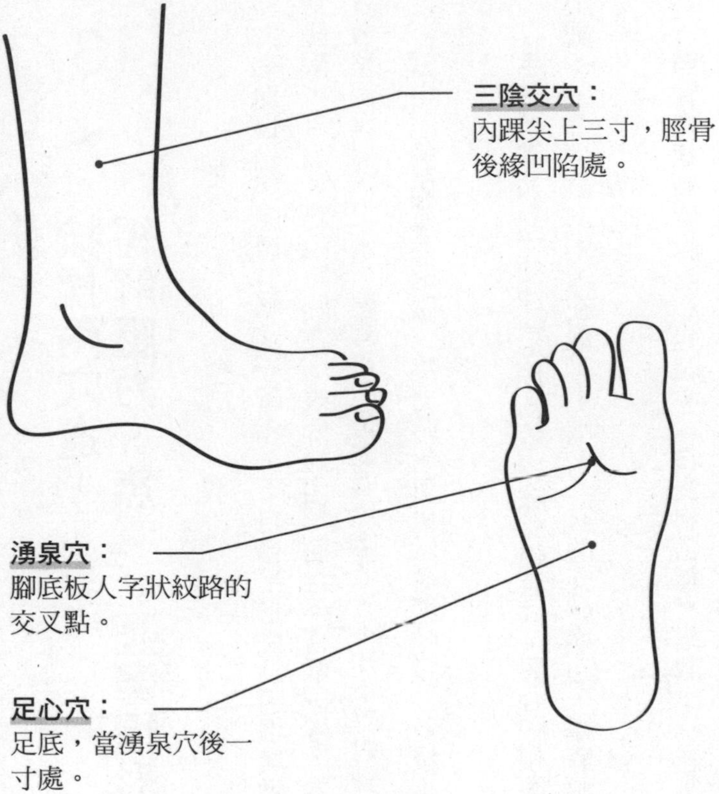
三陰交穴：
內踝尖上三寸，脛骨後緣凹陷處。
湧泉穴：
腳底板人字狀紋路的交叉點。
足心穴：
足底，當湧泉穴後一寸處。

穴中要點

腹部
中脘穴
背部
胃俞穴
腿部
湧泉穴、三陰交穴、足心穴

穴療時程

穴道擇其二三，按壓五秒、十次為一個循環，並依情況增減

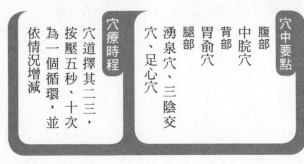

作用部位：手足部與其他　**對應症狀：**頭痛、眩暈、壓力、焦慮、憂鬱、神經衰弱

13 按揉兩穴道，緩解壓力、焦慮、憂鬱情形

「你也是焦慮體質嗎？」留意一下自己平日生活習慣與做事態度，要是時常淺眠、打嗝、吃飯時間在十幾分鐘內，而且不喜歡排隊，看到別人拖拖拉拉就會整個火氣升上來，就有可能是太過焦慮了，不知不覺對身體造成危害。

當自己開始感到緊張、壓力時，可以試著深呼吸，並按壓有助緩解身心的穴道。

手神門穴又名「兌沖」，作為手少陰心經原穴，與心神相應，《靈樞．衛氣》記載：「手少陰之本，在銳骨之端。」有助安神寧心，緩解頭痛、眩暈、神經衰弱、精神分裂症。

勞宮穴隸屬手厥陰心包經，《針灸甲乙經》記載：「在掌中央動脈中」，有助清心瀉熱、開竅滅火，能解口臭、口苦、口瘡、疲勞乏力等熱病。

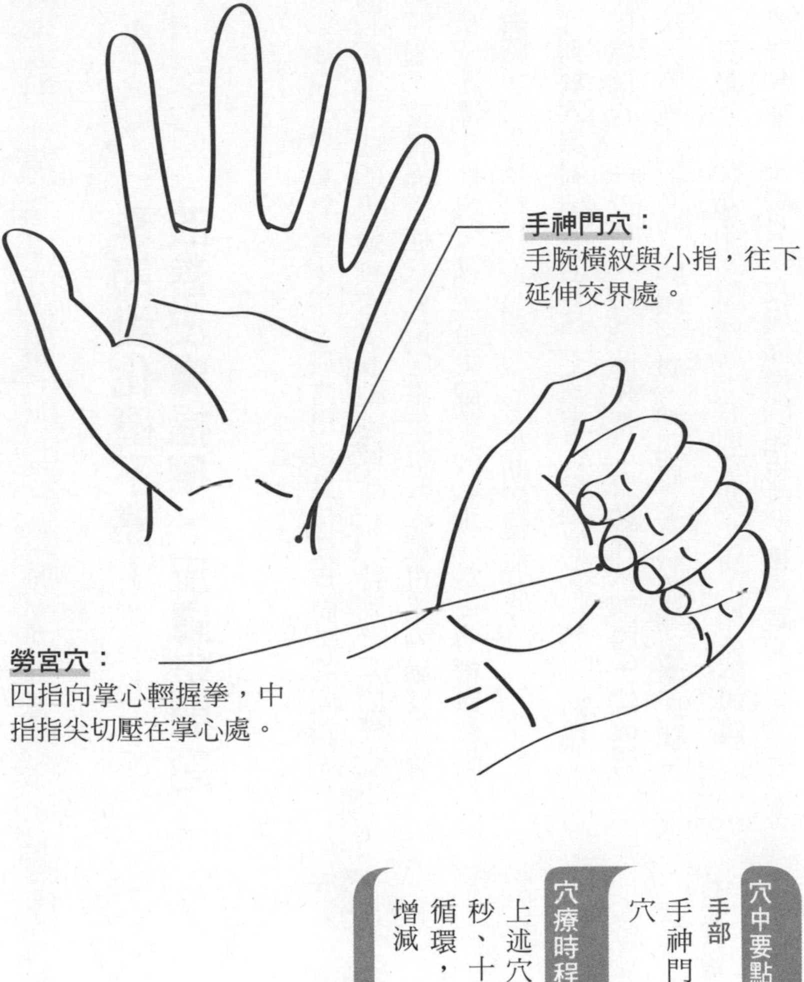
手神門穴：
手腕橫紋與小指，往下延伸交界處。
勞宮穴：
四指向掌心輕握拳，中指指尖切壓在掌心處。

穴中要點

手部

手神門穴、勞宮穴

穴療時程

上述穴道按壓五秒、十次為一個循環，並依情況增減

作用部位：手足部與其他　對應症狀：咽喉痛、神經痛、蕁麻疹、皮膚搔癢、皮膚炎

14 季節變化癢不停！改善皮膚搔癢、皮膚炎問題

嬰兒、兒童與青少年，最常出現異位性皮膚炎的問題，而且高達八成的人還會合併其他過敏症狀，特別是季節變化的時刻，皮膚搔癢症狀更是嚴重，有的人還可能因過度抓癢而破皮，產生血痕，甚至是更嚴重的感染。當皮膚稍微感到搔癢時，可先按壓以下穴道，試著幫助紓緩症狀。

列缺穴隸屬手太陰肺經，《漢書．揚雄傳》記載：「列缺，天隙電照也。」就是指閃電的外型，有助利水調腸，能改善鼻炎、喉炎、咽喉痛、脖頸疼痛、神經痛、蕁麻疹等皮膚症狀。

孔最穴同樣為手太陰肺經，有助清熱止痛，能緩解頭痛、咳嗽等熱症，皮膚炎、皮膚搔癢問題也能夠獲得調節。

穴中要點

手部
列缺穴、孔最穴

穴療時程

上述穴道按壓五秒、十次為一個循環，並依情況增減

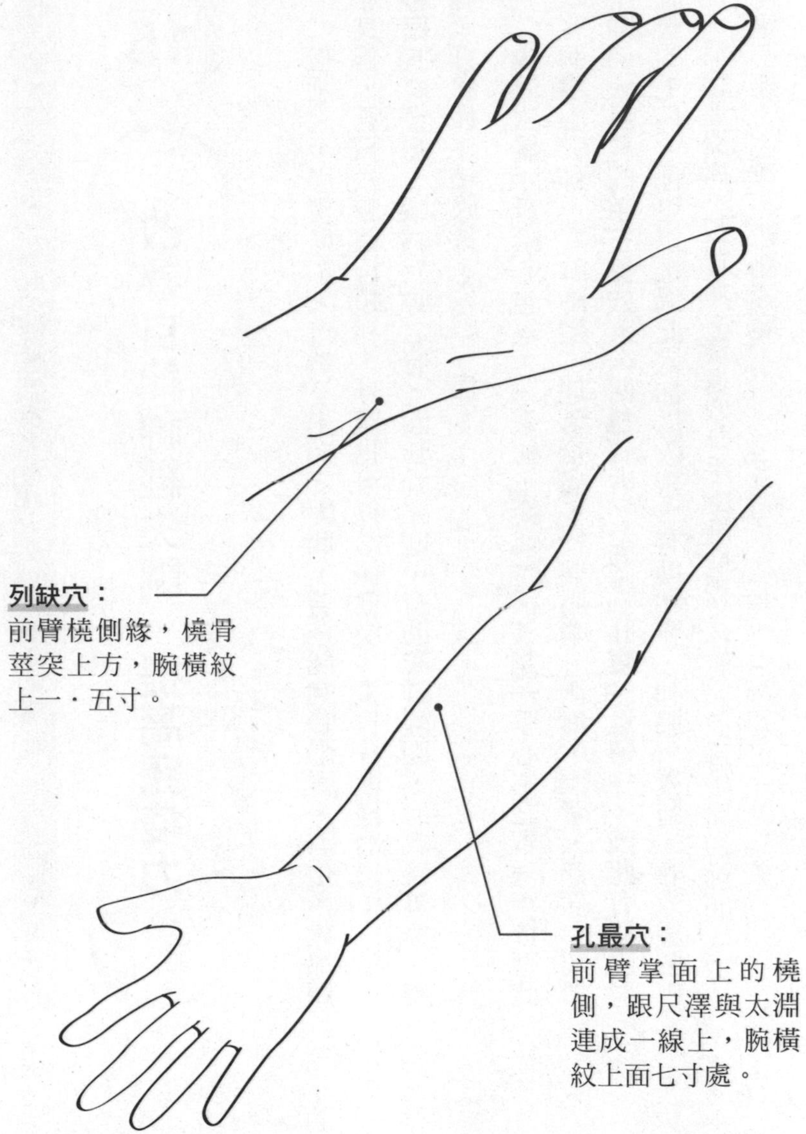
列缺穴：
前臂橈側緣，橈骨莖突上方，腕橫紋上一・五寸。
孔最穴：
前臂掌面上的橈側，跟尺澤與太淵連成一線上，腕橫紋上面七寸處。

作用部位：手足部與其他　對應症狀：腸鳴、泄瀉、頭暈、熱病、自律神經失調

15

改善自律神經失調，提高免疫力

俗話說，腸胃好了，自然不生病。因此，若是能夠將腸胃、消化系統都調理良善，五臟六腑運行順利，身體也可以常保健康，平日按壓搓磨以下穴道：**神庭穴**屬督脈，腦為元神之府，面為神之庭，有助凝神醒腦，能改善驚悸、癲癇、抑鬱症、結膜炎、失眠等症。

內關穴屬手厥陰心包經，《靈樞．衛氣》稱其為「手心主之本」，按摩此穴有助寧心安神、寬胸降逆、理氣止痛，紓緩腸鳴、泄瀉、頭暈、熱病；屬於手陽明大腸經的**手三里穴**，《四總穴歌》記載「肚腹三里留」，因此有關腸胃肚腹的毛病，都可以透過此穴加以改善，有助和胃、利腸、養肺，有效緩解胃炎，消化性潰瘍，腰背痛；**靈道穴**為手少陰心經，作為心之神靈所行經的穴道，可治心痛、心悸、悲慟等症。

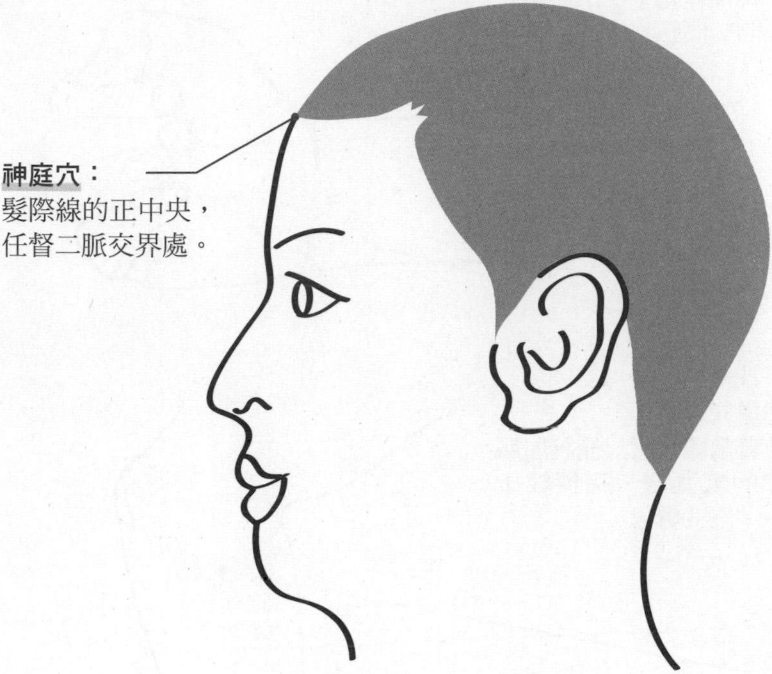

穴中要點

頭部
神庭穴

手部
內關穴、手三里穴、靈道穴

穴療時程

穴道擇其二三，按壓五秒、十次為一個循環，並依情況增減

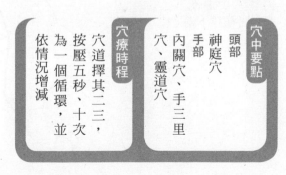

內關穴：
手腕橫紋正中，沿著兩條筋的中間往上兩寸。

靈道穴：
前臂掌側，當尺側腕屈肌腱的橈側緣，腕橫紋上一·五寸處。

手三里穴：
前臂背面橈側，當陽穴溪穴與曲池穴連線上，肘橫紋下兩寸處。

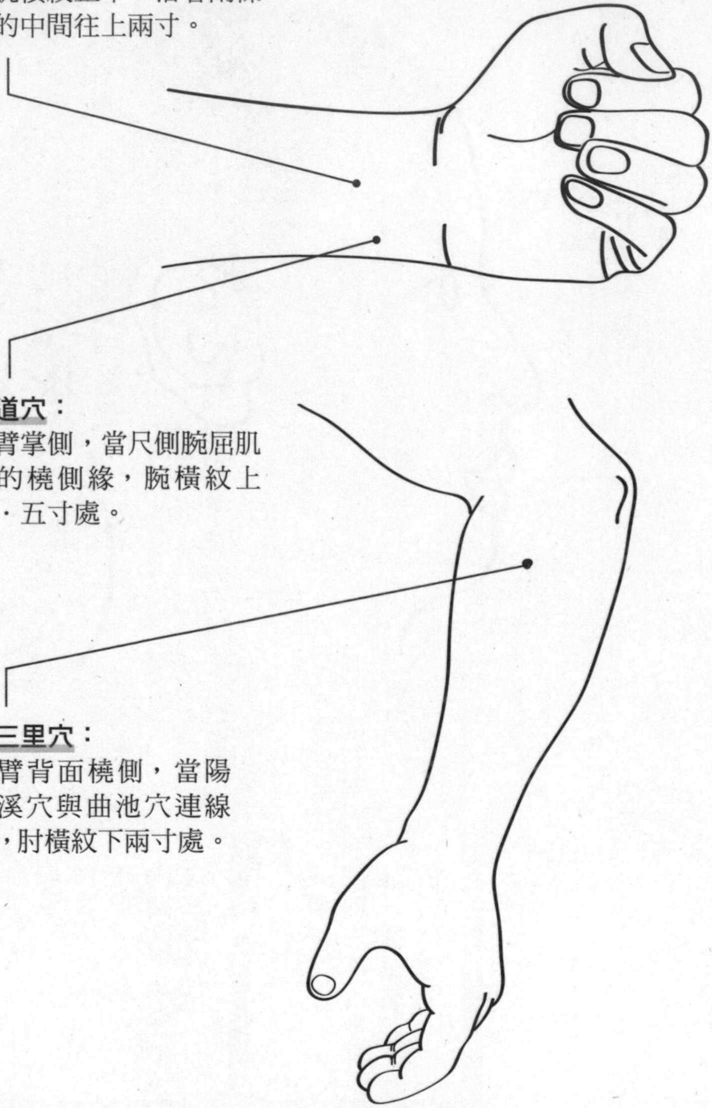

16 按壓三穴道，改善貧血、痛經、崩漏

膈俞穴為足太陰膀胱經，《針灸大成》記載：「血病治此，蓋上則心俞，心主血；下則肝俞，肝藏血；故膈俞為血會。又足太陽多血，血乃水之象也。」此穴又稱作「血會」，有助養血、活淤，能治療牙齦出血、吐血、貧血等各種血症，以及暈眩、嘔吐、腹脹、支氣管炎、類風濕性關節炎等。

氣海穴屬任脈，《針灸資生經》記載：「氣海者，蓋人之元氣所生也。」此穴藏於腹部，又稱「生氣之海」，有助益氣固經，自古血和氣連成一體，當氣順了，血自然就暢旺，有助改善痛經、崩漏、不孕症、陽痿、遺精等性功能障礙。

足三里穴為足陽明胃經，根據《素問・針解》記載：「所謂三里者，下膝三寸也。」有助清熱化濕、和腸消滯，改善腹鳴、腹脹、消化不良等症狀。

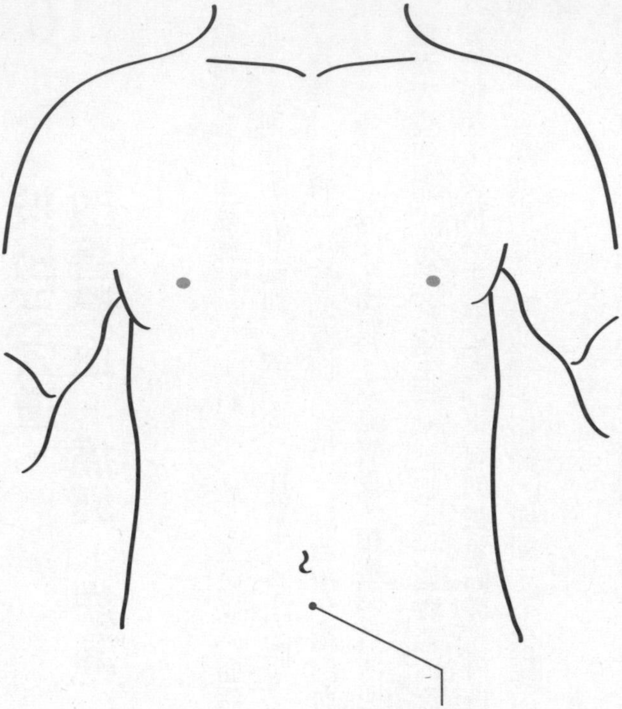

氣海穴：
肚臍以下一・五寸處。

穴中要點

腹部
氣海穴
背部
膈俞穴
腿部
足三里穴

穴療時程

穴道擇其一二，按壓五秒、十次為一個循環，並依情況增減

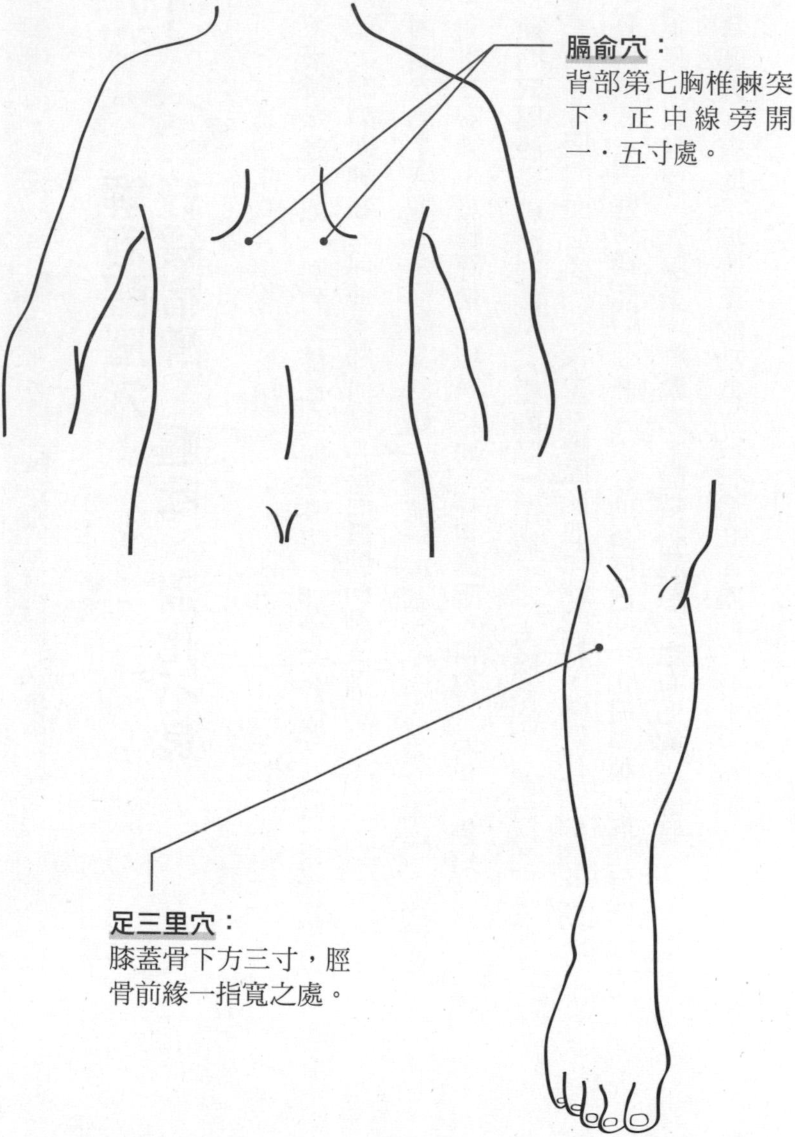
膈俞穴：
背部第七胸椎棘突下，正中線旁開一·五寸處。
足三里穴：
膝蓋骨下方三寸，脛骨前緣一指寬之處。

作用部位：手足部與其他　對應症狀：腸鳴、泄瀉、頭暈、宿醉、消化不良

17 解酒醒腦穴，紓緩宿醉、嘔吐、消化不良

下班後聚餐小酌，回到家卻感到頭暈腦脹，非常不舒服，此時可以按壓以下穴道，能調節神經，促進大腦血流，進而幫助回神醒腦。

內關穴屬手厥陰心包經，《靈樞．衛氣》稱其為「手心主之本」，按摩此穴有助寧心安神、寬胸降逆、理氣止痛，紓緩腸鳴、泄瀉、頭暈、熱病。

期門穴屬於足厥陰肝經，《標幽賦》記載：「太陰為始，至厥陰而方終；穴出雲門，抵期門而最後。」當十二經脈氣血流注至此，剛好是一個週「期」，穴又分列兩廂，因此稱作「門」，此穴道有助疏肝健脾，化瘀消積，能緩解嘔吐、消化不良、胰腺炎、乳腺炎、膽囊炎、膽結石問題，也有助解酒醒腦。

耳圓穴，有助平熄肝風的功效，改善暈眩、嘔吐、噁心、醉酒。

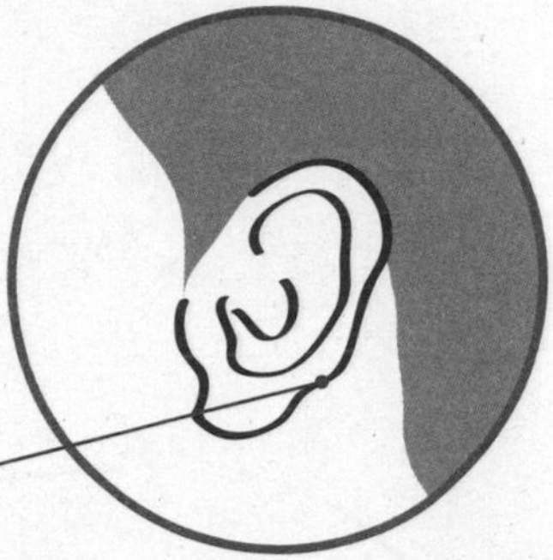

耳圓穴：
耳垂後外側上緣。

內關穴：
手腕橫紋正中，沿著兩條筋的中間往上兩寸。

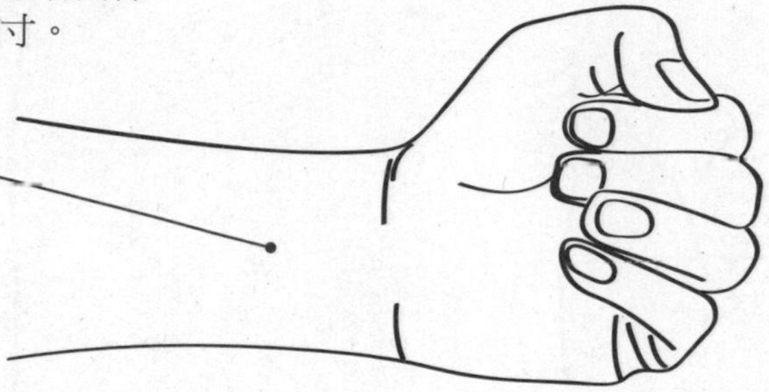

穴中要點

耳部
耳圓穴
手部
內關穴
胸部
期門穴

穴療時程

穴道擇其一二，按壓五秒、十次為一個循環，並依情況增減

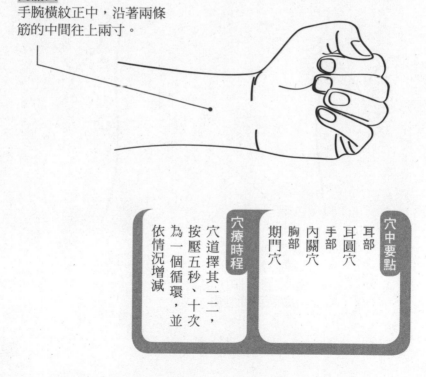

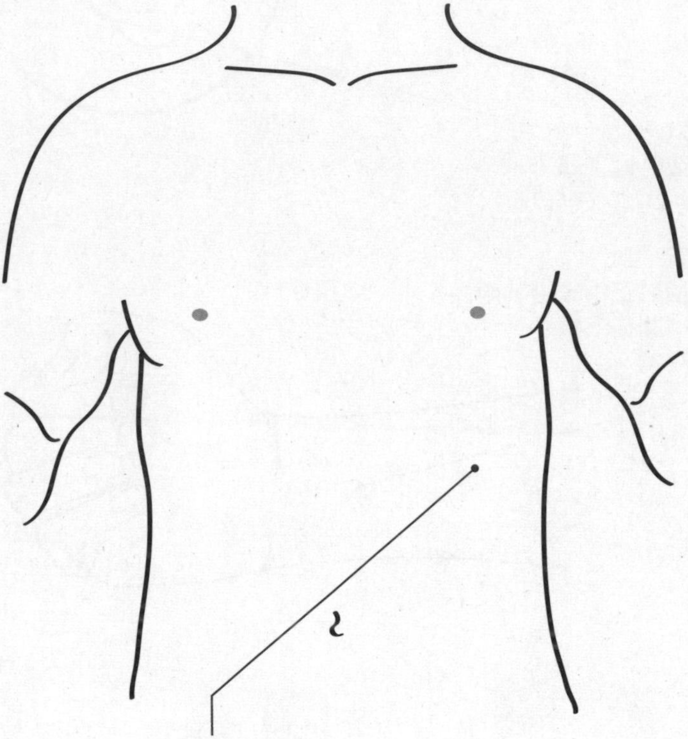

期門穴：
胸部，當乳頭直下，
第六肋間隙，前正
中線旁開四寸處。

PART 5

對穴自療

完整經絡與穴道懶人包，對症調理百病！

《黃帝內經・素問・調經論》記載：「五臟之道，皆出於經隧，以行血氣，血氣不和，百病乃變化而生。」打通鬱積體內不通的筋脈，就能緩解並改善身體各部位的病痛。

藉由經絡引流，按壓循行部位的穴道，讓身體像花朵、樹葉一樣自然綻開，不只化解緊繃的身體，也鬆開糾結的思緒，達臻紓壓、排毒、扶正兼祛病的「鬆境」。

01 對位按摩的精準自療──按摩、疏通、排毒

中醫「未病先防」的養生之法，正符合現今預防醫學的潮流，在問題症狀初始階段，就搶先防禦，疾病自然不近身！

上醫治未病，平日養生靠自己

唐朝藥王孫思邈《備急千金要方》說道：「古人善為醫者，上醫醫未病之病，中醫醫欲病之病，下醫醫已病之病，若不加心用意，於事混淆，即病者難以救矣。」

因此，最好的醫者，能在一個人還沒生病之前就給予防禦之道，且能見微知著，防範於未然，就能避免身體一路從「未病」、「欲病」通往「已病」的進程。

人們面對疾病的反應，大致上可區分成兩種：一為置之不理，任由惡化；一為過度倚賴，後者樂愛「尋求醫師」，什麼事都要看醫生、問醫生，導致大醫院候診間經常大排長龍，

也造成過度醫療的扭曲現象，還可能造成健保體系的崩壞。

在此，我們忽略了一個重點，其實最好的醫生是自己，只要時時留意身心靈的微妙變化，立即做出改善，就能「消未起之患，治未病之疾，醫之於無事之前」，若能疏通身體運行的路徑，讓經血和淋巴順利引流，正是健康的關鍵，也是長治久安的根源。

穴道對症按摩，鬆開身體糾結

「氣血沖和，萬病不生，一有怫鬱，諸病生焉。」元代「滋陰派」名醫朱丹溪認為，若氣血發生鬱結，身體不適症狀就會相繼出現，疾病也會隨之而來。

明朝中醫家虞摶《醫學正傳．鬱證》指出：「夫所謂六鬱者，氣、濕、熱、痰、血、食六者是也。」這裡說的六鬱，即是氣鬱、濕鬱、火鬱、痰鬱、血鬱、食鬱。

其實，鬱結就是筋脈「阻滯不通」，在聯絡、運輸、傳導的過程中，氣血無法順利疏泄，而產生的障礙與病變，如此一來，身體將變得異常敏感，造成各部位的過敏情形，以及各種疾病跟著進犯。

古代醫書《難經》：「經脈者，行血氣，通陰陽，以榮於身者也。」血行脈中，氣行脈外，正是人體精氣神的核心，更是能量的驅動中心。

中醫：「通則不痛，痛則不通！」藉由經絡引流，按壓循行部位的穴道，讓身體像花朵、樹葉一樣自然綻開，不只化解緊繃的身體，也鬆開糾結的思緒，達臻紓壓、排毒、扶正兼祛病的「鬆境」。

「通則無病，無病則不用醫！」因此，只要打通鬱積體內不通的筋脈，也就能緩解並改善身體各部位的病痛。

穴療注意事項，徒手與善用工具

依中醫經絡穴位理論，採以指腹點按、按壓、刮拭、指切，或是掌腹推摩、按揉、以拳捶打等方法來放鬆筋脈，紓緩鬱結。

若是個人力氣有限，或是某些部位不方便施力，可採以特殊工具（牛角、桃木梳、拍痧掌、拍打棒）來「借力使力」，對應頭部、上半身、下半身、手足等部位，執行穴療，疏通瘀堵，幫助減緩困擾自身的大小毛病與相關症狀。

執行穴療前：

按摩、拍打或刮痧之前，需先讓身心平靜下來（靜坐、冥想或觀想瑜珈），營造一種穴療的儀式感。同時，避免在飯後、正中午或就寢前操作；孕婦與服用抗凝血劑等藥物者，也不適宜進行穴療。

執行穴療中：

按摩、拍打或刮痧的力道拿捏，或輕或重，都要依個人體質而有所調整，姿勢可依按壓之處，順勢或站或坐或臥，也可以搭配紓壓的芳香精油，伴隨輕柔和緩的音樂。

過程中需時時留意自身情況，太輕，無法出痧，未能達到自療效果；太重，導致微血管破裂，甚至發炎。若穴療的部位出現微紅或青紫色，感到痠、麻、脹，即可停止。

執行穴療後：

把出汗的身體擦乾，避免吹到冷風，此時建議喝一杯溫開水，稍作休息與放鬆，也不宜沖冷水澡。按摩、拍打或刮痧完之後，可以繼續五到十分鐘的靜心冥想，完成整個自體放鬆的程序。

穴療期間，為能順利啟動排毒機制，可以搭配生活習慣與飲食調整，捨棄高糖、高油與高鹽的食物，也不要飲用冷飲，保持身體代謝與循環。

穴療目的在於日常養護，若是穴療之後，仍然感到身體不適，或是按摩、拍打、刮痧的部分持續腫脹，症狀未能緩解，建議盡快尋求專科醫師的診治，以免延誤病情。

02 人體經絡穴位，對症調理身體百病

《黃帝內經》提出十二時辰臟腑經絡運行圖，根據天干地支分為子、丑、寅、卯、辰、巳、午、未、申、酉、戌、亥，並且依不同時辰，對應不同經脈，只要順天應時，就能輕鬆養護好體質。

中醫經絡養生術，採由對位／對症穴道的按壓、推拿、指揉、刮拭、刮痧、針灸、艾灸等方式，讓經血和淋巴引流，達到身體的自然代謝與排毒。

《黃帝內經》亦闡述此番養生大道：「經脈為裏，支而橫者為絡，絡之別者為孫。」強調疏通運行的道路，大者為經脈（十二經脈），分支為絡脈（十五絡脈、奇經八脈），而且與臟腑的功能細密交織形成網絡、相互連結，與健康息息相關。（參見左圖）

十二時辰與臟腑經絡對照圖

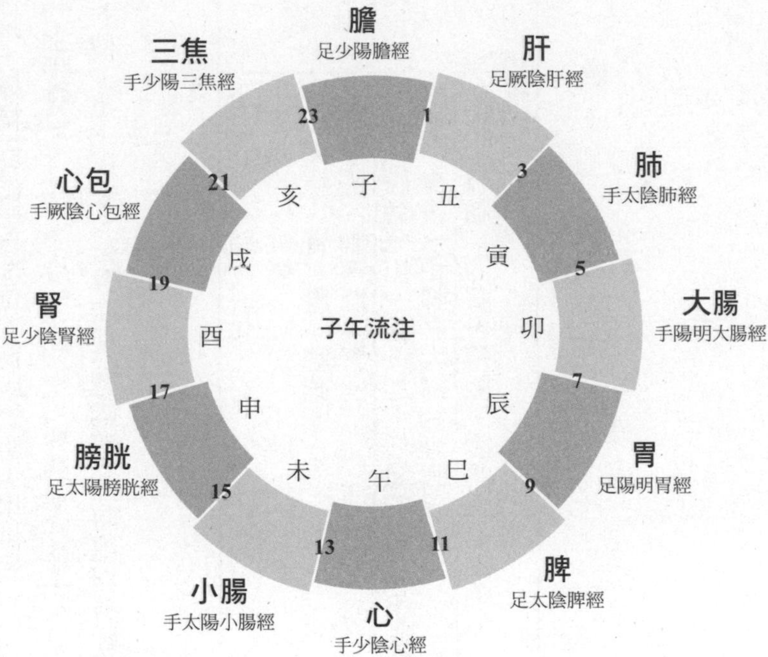
膽
足少陽膽經
肝
足厥陰肝經
肺
手太陰肺經
大腸
手陽明大腸經
胃
足陽明胃經
脾
足太陰脾經
心
手少陰心經
小腸
手太陽小腸經
膀胱
足太陽膀胱經
腎
足少陰腎經
心包
手厥陰心包經
三焦
手少陽三焦經
23
1
3
5
7
9
11
13
15
17
19
21
子
丑
寅
卯
辰
巳
午
未
申
酉
戌
亥
子午流注

以下彙整人體經脈系統圖、經絡與身體各部位的健康對應，提供讀者自行參照，同時前面章節依序以「頭部」、「上半身」、「下半身」、「手足與其他穴療」，呈現出「症狀、疾病與穴道」的相互關係，方便上班、居家、戶外時按圖索驥，即時處理各種痠痛與疲憊。

人體經絡系統

十二經脈（十二正經）	手三陰經（肺、心包、心） 手三陽經（大腸、三焦、小腸） 足三陽經（胃、膽、膀胱） 足三陰經（脾、肝、腎）
十五絡脈（十五別絡）	十二經脈各分出一絡，加上任脈的絡脈（身前）、督脈的絡脈（身後）和脾之大絡（身側）
奇經八脈	任脈、督脈、沖脈、帶脈、陰蹺脈、陽蹺脈、陰維脈、陽維脈

人體經絡系統圖（正面）

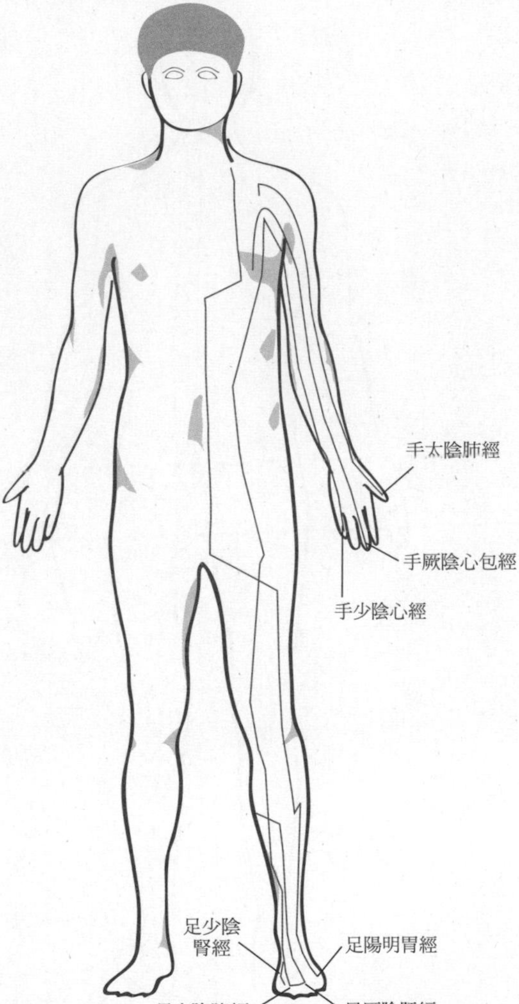
手太陰肺經
手厥陰心包經
手少陰心經
足少陰
腎經
足陽明胃經
足太陰脾經
足厥陰肝經

人體經絡系統圖（背面）

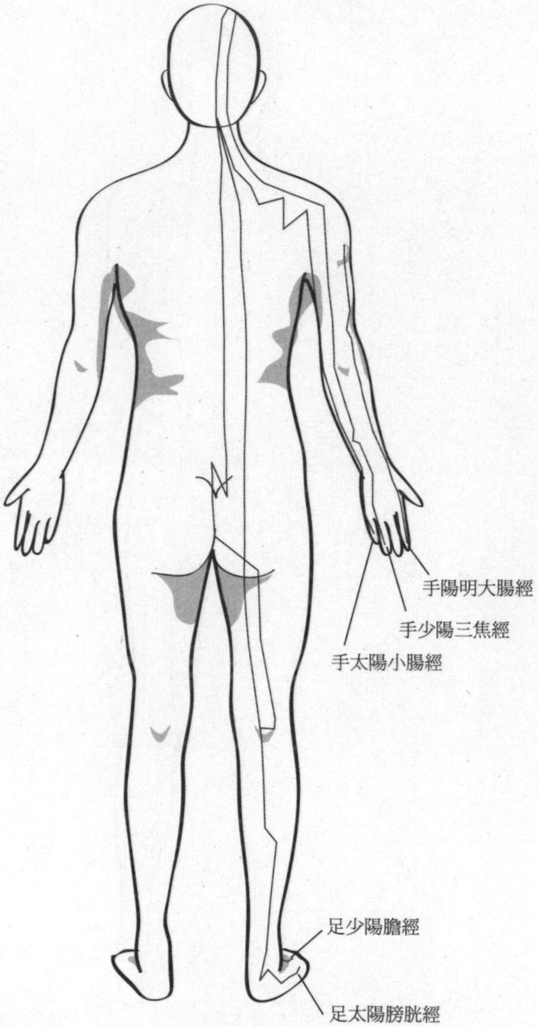
手陽明大腸經
手少陽三焦經
手太陽小腸經
足少陽膽經
足太陽膀胱經

頭部重點穴道（頭部正面）

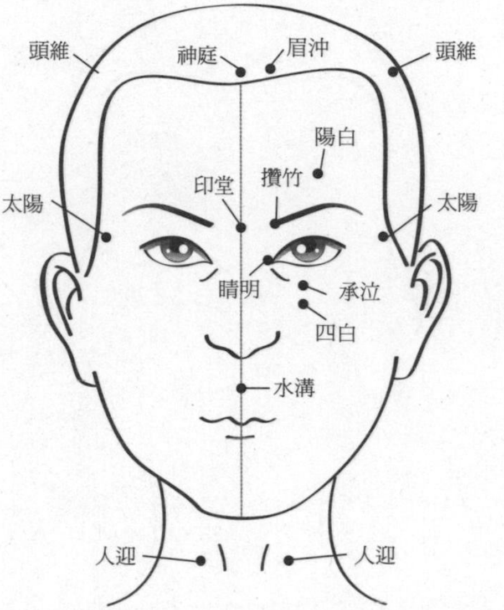
頭維
神庭
眉沖
頭維
陽白
攢竹
印堂
太陽
太陽
睛明
承泣
四白
水溝
人迎
人迎

穴道名稱	穴療解方
頭維穴	祛風泄火，止痛明目，改善眼疾、偏頭痛、子宮出血
陽白穴	改善頭暈目眩、頭疼、眼跳不止
印堂穴	改善結膜眼、眩暈、嘔吐、鼻炎、失眠、高血壓
攢竹穴	改善頭痛、眉骨疼痛、鼻塞過敏、臉部腫脹
睛明穴	改善眼部疾病，降低眼睛疲勞
承泣穴	疏邪明目，改善夜盲、近視眼、青光眼、角膜炎、顏面神經痲痹

頭部重點穴道（頭部正面）

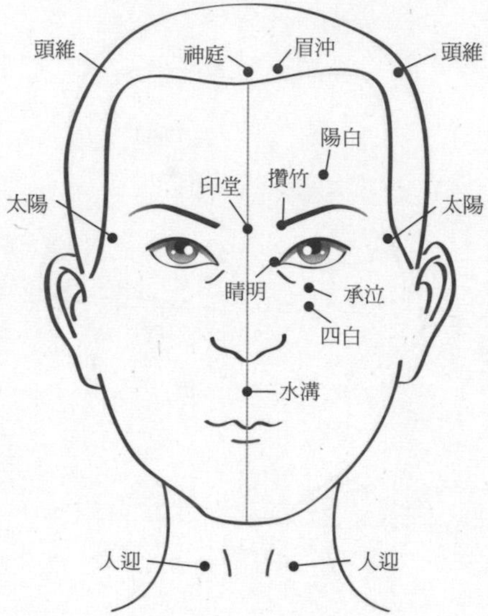
頭維
神庭
眉沖
頭維
陽白
印堂
攢竹
太陽
太陽
睛明
承泣
四白
水溝
人迎
人迎

四白穴	改善眼睛疾病、臉面神經麻痹、疼痛等
水溝穴	改善風濕、腰椎痠疼、中暑、癲癇、坐骨神經痛
神庭穴	改善頭痛、鼻病過敏
太陽穴	改善眼睛發炎、青光眼、頭痛、眩暈、三叉神經痛
眉沖穴	祛風通竅，改善鼻塞、眩暈、癲癇、三叉神經痛
人迎穴	改善咽喉腫痛、心血管阻塞、高血壓

頭部重點穴道（頭部背面）

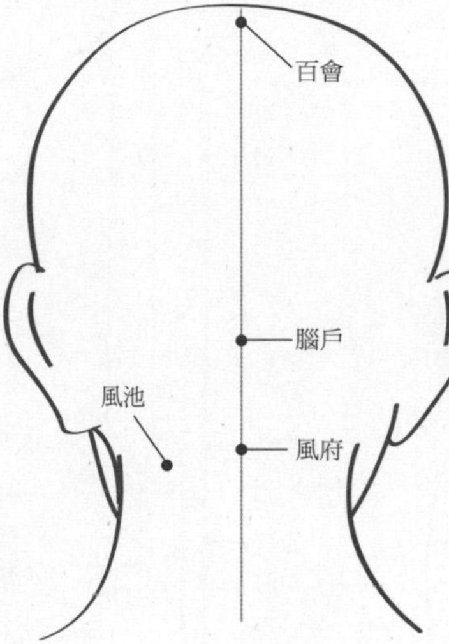

穴道名稱	穴療解方
百會穴	平肝熄風，安神醒腦，改善暈眩、癲疾、中風、神經衰弱、血壓問題
風府穴	祛風，改善眩暈、惡寒、感冒、落枕
風池穴	祛風解表，明目醒腦，消除疲勞，緩解頸椎病
腦戶穴	明目，鎮痙，改善視疲勞、口歪眼斜、風眩、癲疾

胸腹部重點穴道

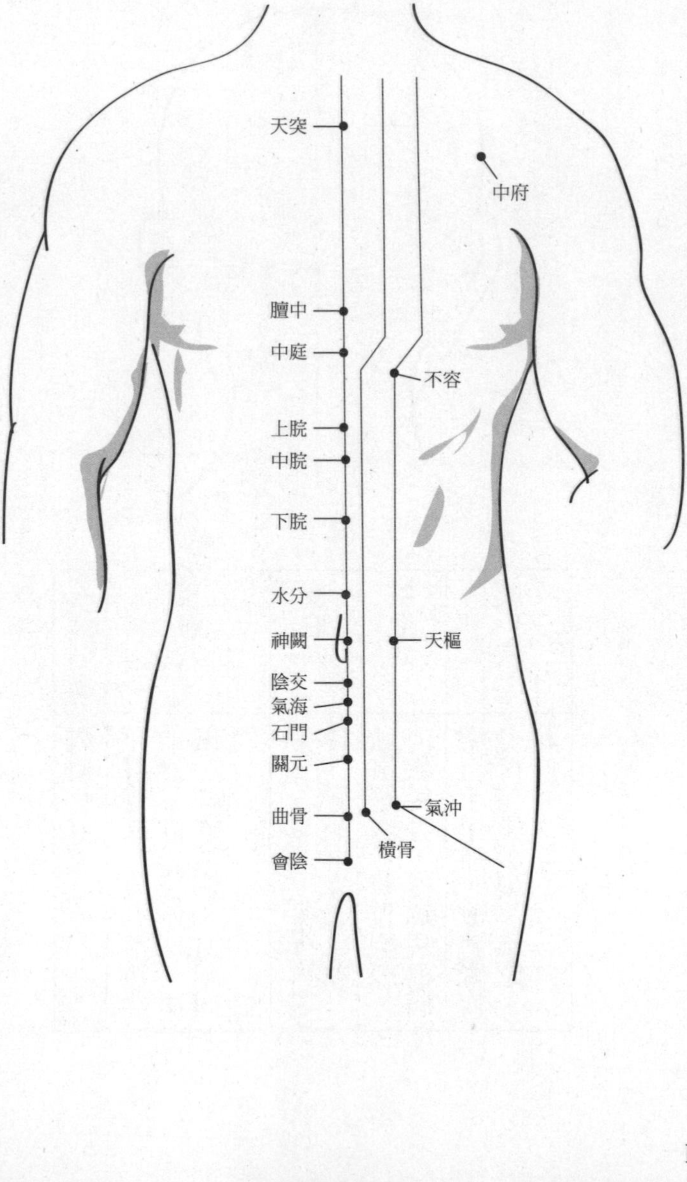
天突
中府
膻中
中庭
不容
上脘
中脘
下脘
水分
神闕
天樞
陰交
氣海
石門
關元
曲骨
氣沖
橫骨
會陰

胸腹部重點穴道

穴道名稱	穴療解方
天突穴	改善咳喘、咳血、咽喉腫痛等呼吸系統疾病
膻中穴	改善過敏性哮喘、打嗝
中庭穴	寬胸，降逆，改善食慾不振、咽炎、食管炎
上脘穴	改善胃腸疾患
中脘穴	養胃穴，緩解胃痛和消化不良
下脘穴	改善胃腸疾患
水分穴	改善腹部脹痛、水腫、腸鳴
神闕穴	改善腸鳴、腹部脹痛、虛泄、下痢
陰交穴	利水，消脹，改善水腫、腹痛、子宮出血、骨盆腔發炎
氣海穴	改善便秘、泌尿系統、生殖系統問題
石門穴	利下焦，改善腸炎、腎炎、便秘，女性崩漏、閉經問題
關元穴	補腎固元穴，調節內分泌，改善婦科疾病，泌尿、生殖系統
曲骨穴	改善男性尿遺、遺精、女性白帶、尿路閉鎖

胸腹部重點穴道

會陰穴	改善痔疾、遺精、泌尿系統問題、慢性攝護腺炎
橫骨穴	治療男性遺精、精索曲張疼痛、睪丸脹痛等泌尿問題
不容穴	改善嘔吐、腹痛、胸痛、咳血、咳嗽
天樞穴	改善女性月經不調、水腫、腸胃不適
氣沖穴	改善男性生殖系統疾病、腫痛、女性經漏等
中府穴	清宣肺氣，改善心絞痛、哮喘、支氣管炎、肺炎、肺結核

背部重點穴道

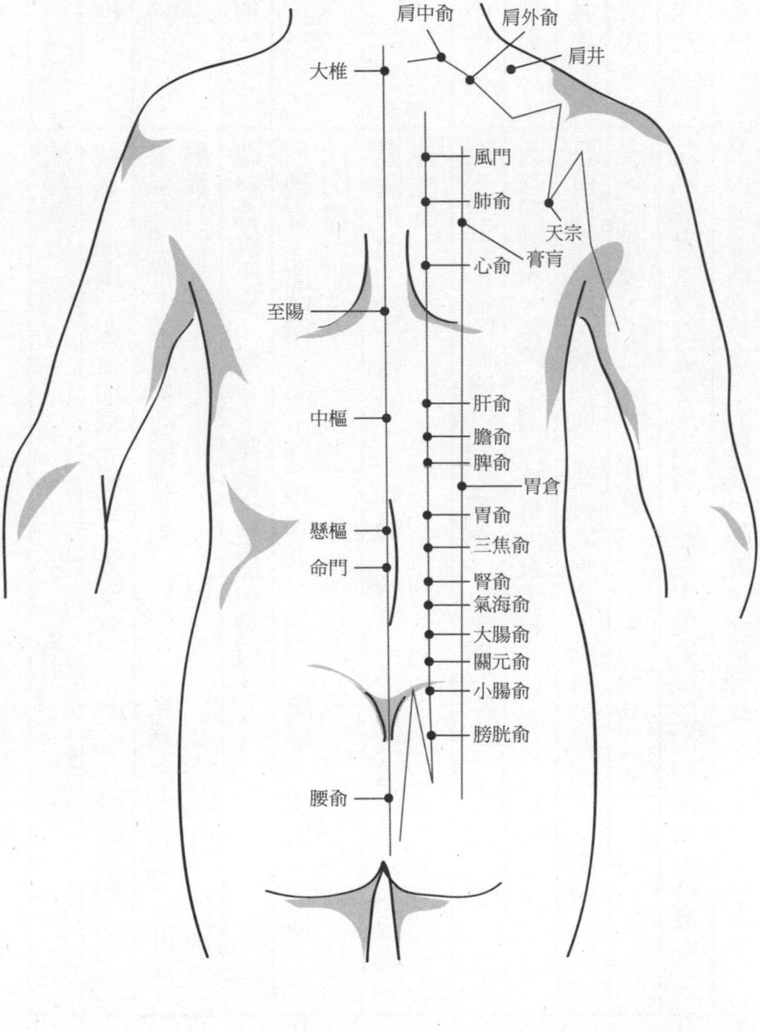
肩中俞
肩外俞
肩井
大椎
風門
肺俞
天宗
膏肓
心俞
至陽
肝俞
中樞
膽俞
脾俞
胃倉
胃俞
懸樞
三焦俞
命門
腎俞
氣海俞
大腸俞
關元俞
小腸俞
膀胱俞
腰俞

背部重點穴道

穴道名稱	穴療解方
大椎穴	益氣，補虛，改善泄瀉、瘧疾、支氣管炎、哮喘、神經衰弱
至陽穴	益氣、泄熱、清肝膽，改善黃疸、胃痛、心絞痛、心律失常、肝炎、膽囊炎
中樞穴	改善食慾不振、嘔吐、腹滿、胃痛、黃疸
懸樞穴	利腰脊、消積滯，改善攝護腺炎、遺精、陽痿、遺尿、尿崩、女性閉經
命門穴	溫陽理血，改善貧血、腰脊痛、帶下、子宮脫垂、子宮內膜炎、脊椎炎
肩中俞穴	改善肩背疼痛、咳嗽、視力模糊、五十肩
肩外俞穴	改善肩胛炎、頸項不適、咳嗽、五十肩
肩井穴	紓解肩頸僵硬、腦供血，改善乳腺炎、頭肩項背痛、五十肩
天宗穴	改善肩胛炎、手部麻痺、耳鳴
風門穴	祛風解表，改善風眩、頭痛、肺炎、支氣管炎、胸膜炎、蕁麻疹
肺俞穴	調肺氣，改善哮喘、肺結核、肺炎、支氣管炎

背部重點穴道

心俞穴	寧心、安神，改善黃疸、神經衰弱、癲癇、支氣管炎
肝俞穴	疏肝清熱，改善眩暈、肝炎、膽囊炎、胃病、眼病
膽俞穴	調肝膽，改善驚悸、腹痛、肝炎、膽囊炎、膽道蛔蟲症
脾俞穴	改善水腫、便血、泄瀉、痢疾
胃俞穴	健脾胃，改善痢疾、泄瀉、脫肛、消化性潰瘍、胰腺炎
三焦俞穴	改善腸腹腫脹、嘔吐、腹泄、下痢
腎俞穴	益腎氣，改善腰痛、耳鳴遺精、腎炎、月經不調、赤白帶下
氣海俞穴	改善痔漏、月經不調、子宮出血
大腸俞穴	改善腸漏、便秘、腸阻塞等
關元俞穴	益腎、健腰，改善泄瀉、痢疾、腸炎、糖尿病、貧血、膀胱炎
小腸俞穴	改善腸漏、腸阻塞等
膀胱俞穴	改善腹痛、腹泄、便秘、膀胱疾病等
腰俞穴	理血、止瀉，改善痔疾、癲癇、遺尿、月經不調
膏肓穴	改善耳鳴、氣喘、頭痛、肩頸下背疼痛
胃倉穴	改善胃痛、腹脹、小兒食積、脊背痛

手部重點穴道

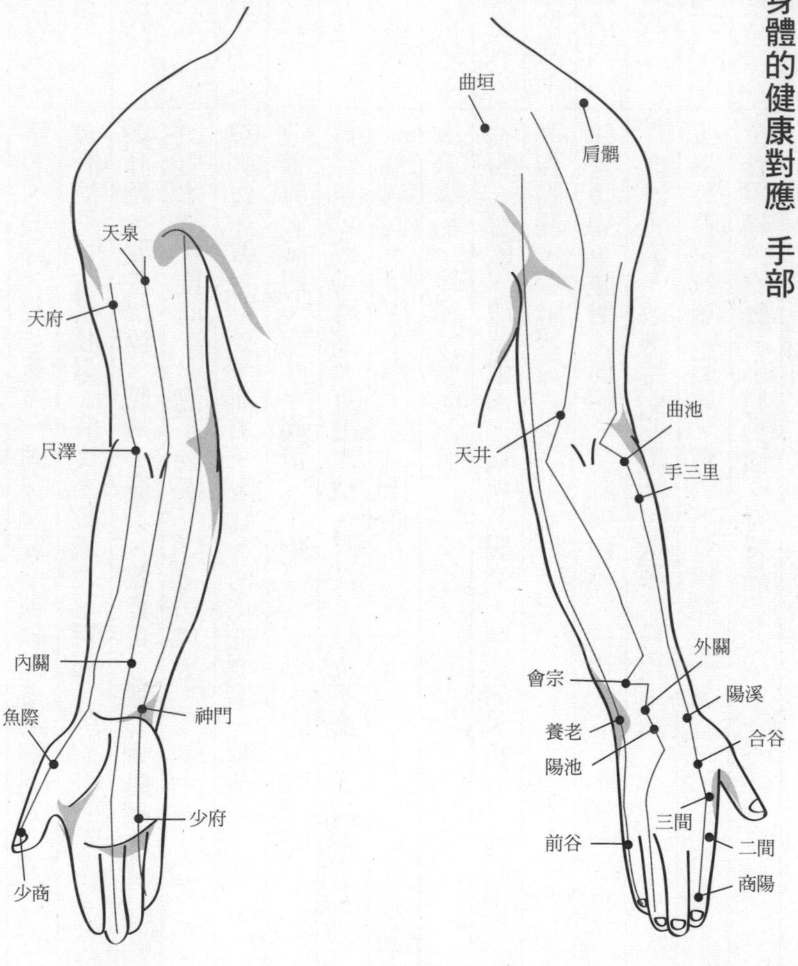
天泉
天府
尺澤
內關
魚際
神門
少府
少商
曲垣
肩髃
天井
曲池
手三里
外關
會宗
陽溪
養老
合谷
陽池
三間
前谷
二間
商陽

手部重點穴道

穴道名稱（手部內側）	穴療解方
天泉穴	改善心痛、心悸、心絞痛
天府穴	清宣肺氣，改善哮喘、頭暈目眩、瘧疾、支氣管炎
尺澤穴	改善咳嗽、哮喘等呼吸道感染，預防中風、腦血管疾病
內關穴	養護心臟，改善腦部血液循環，延緩大腦衰老，緩解頭疼
神門穴	安神寧心，改善黃疸、健忘、失眠、神經衰弱、精神分裂症
魚際穴	清肺熱、止咳喘，改善傷風、心痛、黃疸、瘧疾、血尿、陽痿、慢性支氣管炎
少商穴	醒神、清熱，改善咽喉腫痛、癲癇、氣喘、扁桃腺炎、腮腺炎、慢性支氣管炎
少府穴	活血通經，預防心臟病等心血管疾病
穴道名稱（手部外側）	**穴療解方**
曲垣穴	改善肩頸麻痹腫痛、神經疼痛
肩髃穴	疏散經絡風濕，通利關節，改善偏風、中風、高血壓、肩周炎、蕁麻疹

手部重點穴道

天井穴	改善氣喘等呼吸系統疾病
曲池穴	改善臂膀腫痛、女性月事不順，活血通血，預防中痛、半身不遂
手三里穴	改善手腕痛、肩頸拉傷痠痛
會宗穴	清神、聰耳，改善耳鳴、肌肉痠疼、膽囊炎
外關穴	疏風、清熱，改善發熱惡風、關節痠痛、感冒、肺炎、腮腺炎、中耳炎
養老穴	改善老人身體退化、衰老等疾
陽池穴	改善關節炎，預防感冒
陽溪穴	改善耳朵、眼目、牙齒、手部麻疼腫痛
前谷穴	改善耳鳴、手部麻疼腫痛
商陽穴	改善手部麻痛、腦部充血
二間穴	清熱、利咽、明目，改善咽喉腫痛、口歪眼斜
三間穴	泄熱利咽，調腑通便，改善瘧疾、氣喘、三叉神經痛、失眠
合谷穴	鎮痛清熱，增強免疫力

腿部重點穴道

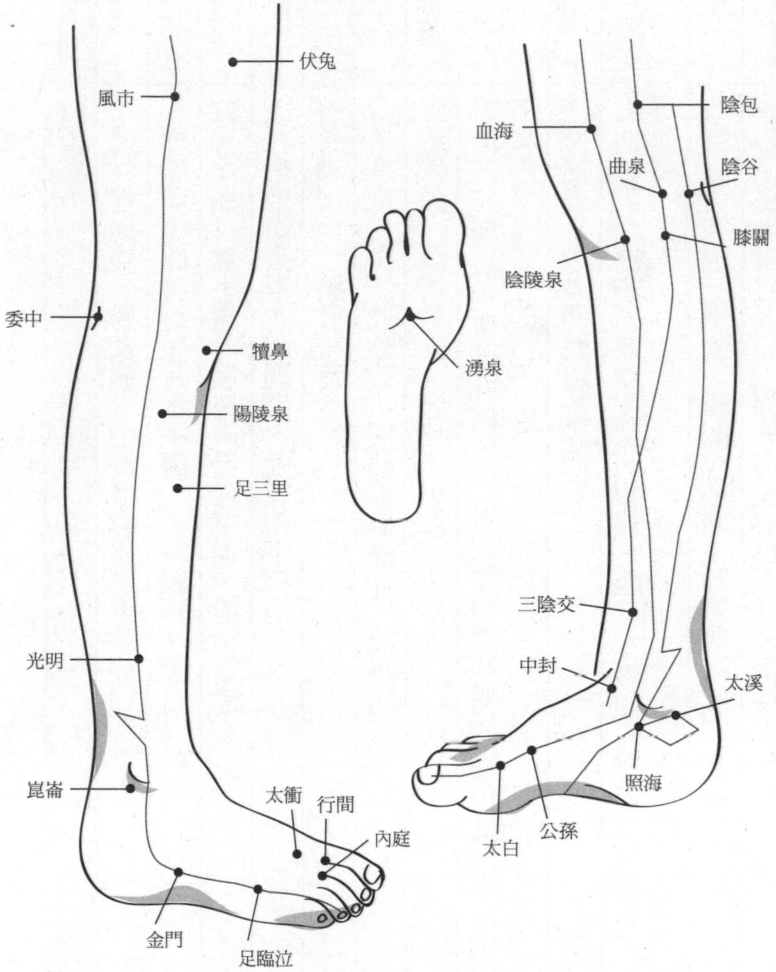
伏兔
風市
委中
犢鼻
陽陵泉
足三里
光明
崑崙
太衝
行間
內庭
金門
足臨泣
湧泉
陰包
血海
曲泉
陰谷
膝關
陰陵泉
三陰交
中封
太溪
照海
太白
公孫

腿部重點穴道（腿部內側）

穴道名稱	穴療解方
血海穴	改善女性痛經、婦女病，治療蕁麻疹等過敏病症
陰包穴	調經理氣，改善遺尿月水不調、子宮脫垂、子宮內膜炎
曲泉穴	改善女性月經不調、痛經、男性腎炎、遺精等症
陰谷穴	改善男性陽痿等生殖問題、女性帶下疾病
陰陵泉穴	改善糖尿病、腰骨痠疼
膝關穴	改善咽喉炎、下肢痿痹、關節紅腫疼痛、痛風
三陰交穴	滋陰養顏，改善痛經、腹痛、腹瀉、失眠
中封穴	有助疏肝理氣，改善肝病、黃疸、脅痛、疝痛、遺精、遺尿、小便不利
太溪穴	活血通經，改善四肢麻痹等問題
照海穴	有助養陰、寧神，改善便秘、腹痛、嘔泄、癲癇、腎炎、攝護腺炎、高血壓、失眠
公孫穴	改善腹胃腫脹、腸鳴、胸悶、心痛、腳氣病
太白穴	改善便秘、腹胃脹痛、腳氣病、消化不良、腰椎痠軟
湧泉穴	安神健體，改善哮喘、腰腿痠軟、便秘，改善神經衰弱，調理睡眠

腿部重點穴道（腿部外側）

穴道名稱	穴療解方
風市穴	主治下肢風病，改善腿腳乏力、腰痛、蕁麻疹
伏兔穴	改善下肢麻痹腫痛、腰椎疼痛、胸部脹痛
犢鼻穴	改善水腫、膝關節腫脹不適，預防腳氣病
陽陵泉穴	舒筋活絡，改善肩周炎、乳房脹痛
足三里穴	有助腸胃蠕動，調節身體免疫功能
委中穴	改善腹痛、遺尿，通暢腰背氣血
光明穴	膽經絡穴，能治眼目疾病，改善夜盲、青盲、白內障、偏頭痛、乳房脹痛
太衝穴	有助調經理血，改善腰軟痠疼
足臨泣穴	改善頭目之疾，預防氣喘、結膜炎、乳腺炎、腋下腫、頸淋巴結結核
內庭穴	清胃熱，化積滯，改善頭疼
行間穴	改善便秘、腹瀉、腰骨疼痛
金門穴	改善頭痛、眩暈、腰骨膝蓋痠疼、腳踝痛
崑崙穴	改善關節炎、腰背痠疼、坐骨神經痛，提升男性睪丸、女性卵巢功能

國家圖書館出版品預行編目 (CIP) 資料

穴療：對症按摩 x 拍打 x 刮痧，小病自己來！/
陳品洋編審 .-- 第一版 .-- 臺北市：博思智庫
股份有限公司，民 110.12 面；公分
ISBN 978-626-95049-4-7(平裝)
1. 經穴 2. 按摩 3. 養生
413.915 110018628

美好生活 38

穴療

對症按摩 x 拍打 x 刮痧，小病自己來！

編　　審｜陳品洋
主　　編｜吳翔逸
執行編輯｜陳映羽
專案編輯｜胡　梭
美術主任｜蔡雅芬
媒體總監｜黃怡凡

發 行 人｜黃輝煌
社　　長｜蕭艷秋
財務顧問｜蕭聰傑
出 版 者｜博思智庫股份有限公司
地　　址｜104 台北市中山區松江路 206 號 14 樓之 4
電　　話｜(02) 25623277
傳　　真｜(02) 25632892

總 代 理｜聯合發行股份有限公司
電　　話｜(02)29178022
傳　　真｜(02)29156275

印　　製｜永光彩色印刷股份有限公司
定　　價｜300 元
第一版第一刷　西元 2021 年 12 月

ISBN 978-626-95049-4-7

博思智庫股份有限公司
博思智庫粉絲團　Facebook.com/broadthinktank